Secretos de Salud

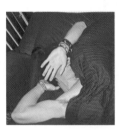
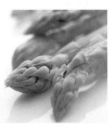
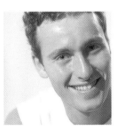
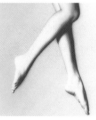
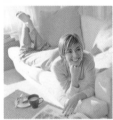

Secretos de Salud

Ponte en forma, desintoxica tu cuerpo y alcanza equilibrio, belleza y bienestar

Kate Cook

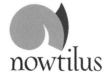

nowtilus

Colección: Ideas brillantes
www.52ideasbrillantes.com

Título: Secretos de salud
Título original: Whole health
Autora: Kate Cook
Traducción: Diana Villanueva Romero para Grupo ROS

Edición original en lengua inglesa:
© The Infinite Ideas Company Limited, 2005
Edición española:
© 2009 Ediciones Nowtilus, S.L.
Doña Juana I de Castilla 44, 3º C, 28027 - Madrid

Editor: Santos Rodríguez
Coordinador editorial: José Luis Torres Vitolas

Realización de cubiertas: Murray
Realización de interiores: Ediciones Gráficas Arial

Diseño colección: Baseline Arts Ltd, Oxford

ISBN: 978-84-9763-747-3
Fecha de edición: Julio 2009

Impreso en España
Imprime: Línea 2015 S.L
Depósito legal: Z-1.990/2009

Aviso: Es tu vida, así que tú decides cómo cuidarte. Deberías consultar al médico antes de introducir cambios en tu dieta, comenzar cualquier rutina de ejercicios o tomar suplementos nutricionales. Si tienes problemas de salud, cualquiera que sea su naturaleza (físicos, emocionales o mentales), acude siempre al especialista adecuado.

Aunque los contenidos de este libro fueron comprobados en el momento de su impresión, el mundo continúa en movimiento e internet se modifica con enorme rapidez. Esto significa que ni el editor ni el autor pueden garantizar los contenidos de ninguna de las páginas web mencionadas en el texto.

Índice

Índice

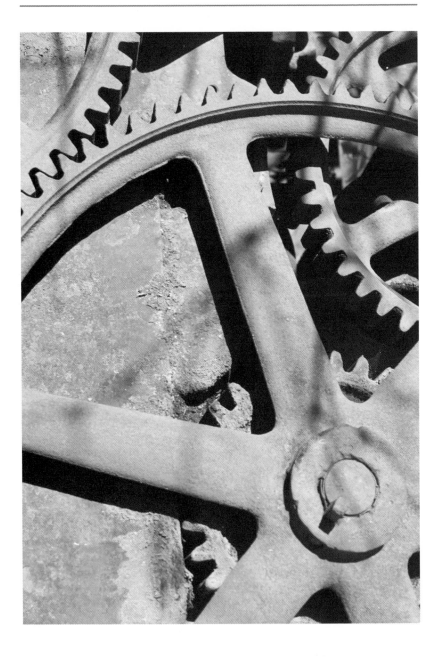

Notas brillantes

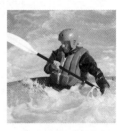

Cada capítulo de este libro está diseñado para proporcionarte una idea que te sirva de inspiración y que sea a la vez fácil de leer y de poner en práctica.

En varios de los capítulos encontrarás distintas notas que te ayudarán a llegar al fondo de la cuestión:

- *Una buena idea...* Si esta idea te parece todo un revulsivo para tu vida, no hay tiempo que perder. Esta sección aborda una cuestión fundamental relacionada directamente con el tema de cada capítulo y te ayuda a profundizar en ella.

- *Otra idea más...* Inténtalo, aquí y ahora, y date la oportunidad de ver lo bien que te sienta.

- *La frase.* Palabras de sabiduría de los maestros y maestras en la materia y también de algunos que no lo son tanto.

- *¿Cuál es tu duda?* Si te ha ido bien desde el principio, intenta esconder tu sorpresa. Si por el contrario no es así, este es un apartado de preguntas y respuestas que señala problemas comunes y cómo superarlos.

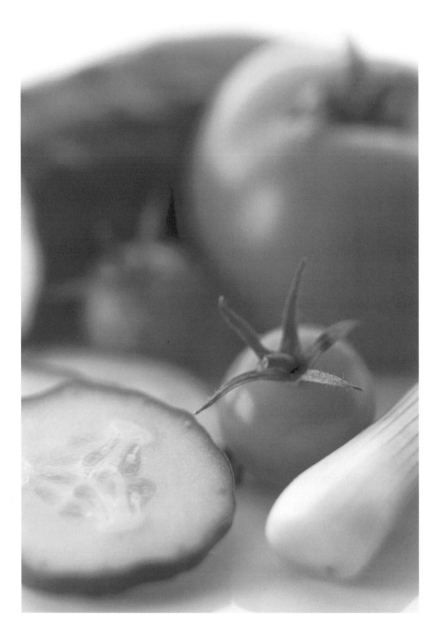

Introducción

- ¿Duermes mal porque no dejas de pensar en lo que te preocupa?
- ¿Te inquieta no estar comiendo todo lo bien que deberías?
- ¿Estás satisfecho con tu peso y tu complexión física?
- ¿El estrés está a punto de ganarte la partida?·
- ¿Te preocupa tu estado de forma física y tu salud?
- ¿Estás seguro de cuál es tu camino en la vida?

No hace mucho tiempo la gente solía hablar de estilos de vida saludables, una expresión que todavía nos trae a la cabeza gente vestida de blanco inmaculado con una sonrisa radiante en sus rostros, preparados para jugar al tenis, nadar o hacer *kite surf*. Parecía que un estilo de vida saludable consistía básicamente en perder peso, echar músculo e intentar ser el colmo de la moderación, y sobre todo sonreír a los demás con aires de suficiencia para convencerlos de tu superioridad. No tengo nada en contra si este sistema te funciona, pero no llega a reflejar que la verdadera salud es una cuestión tanto de mente como de músculo. Este libro trata sobre salud integral, por fuera y por dentro, y como tal incluye una buena forma física, dieta y nutrición y también el aspecto psicológico de todos estos elementos. En este libro se recogen los trucos que te ayudarán a seguir en la brecha, comer mejor y, sobre todo, a vencer las presiones del mundo moderno. Soy una *coach vital* y también soy nutricionista, de manera que las ideas de este libro no son solo sobre evitar las grasas saturadas, tienen que ver con ayudarte a identificar y a alcanzar tus metas. Durante el proceso aprenderás cosas como, por ejemplo, por qué tu imagen es tan importante.

Este es un libro para la edad moderna en la cual las exigencias de los amigos, de la familia y del trabajo amenazan con absorbernos a todos. Sin embargo los medios de comunicación no parecen estar faltos de superpersonas: supermodelos, supermadres, superestrellas, todos los cuales parecen existir para demostrarnos que es posible combinar, en una especie de juego de malabares, el trabajo, la familia y el deporte. Nadie puede prometer que te vaya a convertir en un superhombre, pero con un poco de ayuda puedes aprender a dejar de preocuparte sobre las definiciones que dan otras personas sobre el éxito y centrarte más en emplear tu tiempo en cuidar de ti mismo.

Cuando aprendas a valorarte, a cuidar de ti mismo e incluso a mejorar, estarás en una situación más favorable para ayudar a los demás. Por ello, en ocasiones, un poco de egoísmo por tu parte puede ser lo mejor para todos los que conoces. No necesitas una cara nueva, un cuerpo nuevo o ganar la lotería para disfrutar de tu vida. Puedes lograrlo simplemente examinando tus hábitos diarios, tu manera de comer, de dormir e incluso el funcionamiento de tus intestinos, y aprendiendo los pequeños milagros que pueden transformar cada día en uno mejor. Por el camino aprenderás a tener mejor aspecto, a ganar en bienestar y a bajar tus niveles de estrés. Lograrás saber lo que realmente te importa en la vida y en qué aspectos puedes delegar en los demás de forma que puedas alcanzar tu propio bienestar total. Si una simple idea puede ponerte en el buen camino, cincuenta y dos deberían lanzarte al estrellato.

Que te vaya bien.

Kate Cook

1

Todo lo que entra
acaba saliendo

La digestión es la clave. Una rápida excursión por el fascinante mundo de los procesos digestivos nos ayudará a conocer uno de los cimientos de la buena salud y además contaremos con un tema de conversación estupendo para romper el hielo en las fiestas.

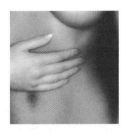

Todos sabemos que lo que entra por arriba sale de forma diferente por abajo... Pero, ¿qué pasa en medio? Y, ¿por qué es tan importante que los diferentes componentes del sistema digestivo trabajen adecuadamente?

Todo empieza cuando percibes el olor de ese delicioso pollo asado que estás preparando para cenar. A medida que el aroma avanza por la casa hasta tu habitación y entra en tu nariz, poderosos mensajes químicos se ponen en marcha para disponernos a digerir y asimilar lo que vamos a comer. Masticar los alimentos es particularmente importante para conseguir que las enzimas, encargadas de transformar los alimentos, estén listas para trabajar a medida que estos pasan al estómago, que actúa como si fuera una

---

hormigonera de paredes blandas. Aunque, por supuesto, lo que realmente estás haciendo es batir lo que has comido en una sopa de ácido clorhídrico de fabricación humana. Lejos de ser algo pernicioso, este ácido del estómago es crucial para la pobre digestión, que tiene que trabajar con la cantidad de ácido que fabrique el cuerpo y que, a veces, no es suficiente. Si esto te preocupa, prueba a relajarte a la hora de comer (el estrés actúa desconectando el sistema digestivo) o pídele a un nutricionista diplomado que estudie cuál es la acidez de tu estómago y que te aconseje sobre cómo mejorar tu salud digestiva. Existe alguna controversia sobre si beber en las comidas es bueno y, de hecho, algunos expertos están convencidos de que el líquido empobrece la actividad del ácido digestivo haciéndolo menos eficaz. Si, como a la mayor parte de la gente, te preocupa tener demasiado ácido gástrico (reflujo, ardores) examina tu estilo de vida y tu dieta (¿bebes demasiado?) o piensa en hacerte unas pruebas para averiguar si no toleras bien algunos alimentos.

Una buena idea...

Dale a tu hígado unas vacaciones tomando un suplemento de cardo mariano para ayudarle a funcionar mejor. Puedes beber también zumo de remolacha, que actúa como depurativo del hígado. Evita las comidas pesadas y ricas en grasas, y deja de tomar alcohol durante una temporada.

CUANDO LO SIENTES EN LAS TRIPAS

Una vez que tu estómago ha terminado de trabajar, la comida pasa a la siguiente parte de la batidora humana, el intestino delgado. Los alimentos son digeridos y asimilados aquí para que puedas seguir funcionando. Uno de los órganos más importantes que colabora en todo este inteligente proceso es el páncreas, que neutraliza la mezcla ácida que sale del estómago y después segrega sustancias químicas específicas o enzimas para descomponer la comida en partículas más pequeñas.

Si sientes que tu digestión no es lo que debería ser, ¿por qué no pruebas a combinar los alimentos? Existen voluminosos tomos sobre el tema como El nuevo libro de los alimentos compatibles de Jan Dries e Inges Dries, pero en pocas palabras significa comer carbohidratos y proteínas por separado, en diferentes comidas y jamás juntos. También tienes que comer la fruta sin mezclarla con otros alimentos. Sir John Mills (un actor clásico del cine británico) ha sido un acérrimo fan de esta forma de alimentarse durante gran parte de su larga vida. Los amantes de los alimentos compatibles dicen que obra maravillas en la digestión, ya que evita que las distintas enzimas compitan las unas contra las otras.

CUIDA TU HÍGADO Y VIVIRÁS MÁS Y MEJOR

Tu hígado, una maravilla de ingeniería, es quien se lleva la peor parte. Ayuda a emulsionar las grasas y a sintetizar las hormonas, incluido el colesterol. ¡Tu hígado produce trece mil sustancias químicas y posee dos mil sistemas enzimáticos! Tienes que mantenerlo en plena forma o comenzarás a sentirte mal. Odio tener que aguarte la fiesta pero beber alcohol es, sin lugar a dudas, el malo de la película porque obliga al hígado a trabajar más de la cuenta.

Otra idea más...

Ir con regularidad al cuarto de baño es vital para tu salud. Échale un vistazo a la IDEA 2, *¿Qué es eso de la digestión?* y a la IDEA 13, *¡Desintoxícate!*

El hígado produce un fluido llamado bilis que es almacenado en la vesícula biliar. Al comer, la vesícula biliar y el hígado segregan bilis en el conducto que conecta el hígado, la vesícula y el páncreas con el intestino delgado. La bilis ayuda a emulsionar las grasas, facilitando su digestión. Un suplemento muy sencillo que puedes incluir en tu dieta es la lecitina, que ayuda al organismo a descomponer las grasas. Incluso se puede comprar en algunos supermercados y seguramente puedes encontrarlo en cualquier herbolario.

YA CASI HEMOS LLEGADO...

La última fase de la digestión se produce cuando lo que queda de la comida, para entonces principalmente agua, bacterias y fibra, entra en el intestino grueso. Alrededor de doce litros de agua pasan a través del intestino grueso diariamente, dos tercios de los cuales proceden de los fluidos corporales. El intestino grueso es donde habitan las bacterias amigas: un verdadero equipo de salvamento vital. Las bacterias amigas son diminutos seres sensibles a las que puedes cuidar a base de no acumular mucho estrés y de tomar alimentos que las nutran como las verduras, ya que adoran la fibra. En efecto, ¡acabas de descubrir una nueva responsabilidad! Trillones de nuevas vidas en miniatura dependen de ti. Aparentemente son tan delicadas que hasta la música rock puesta a un volumen excesivamente alto puede acabar con ellas. ¡No me extraña que el pobre del viejo Mick Jagger lo pase mal! Así que cuida de tu pequeña reserva ecológica. De hecho, ¿por qué no aumentas la cantidad de bacterias amigas en tu intestino con un buen suplemento de acidófilo? Podrías probar con www.danone.es, que produce una amplia gama de buenos productos. Dentro de ella busca la sección dedicada al yogur Actimel.

La frase

«La superficie de la mucosa digestiva, incluidos todos los pliegues, las rugas, vellosidades y microvellosidades, es igual a la de una pista de tenis».

Dr. SYDNEY BAKER, ofreciendo una sencilla metáfora de ¡cómo el intestino constituye una buena parte de lo que somos!

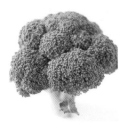

Todos sabemos lo que pasa después. El intestino grueso está conectado al ano, por el que expulsa el producto final de la digestión. Esto da pie a todo tipo de bromas y es objeto de obsesión particular por parte de los británicos. En otras partes de Europa, examinar las heces está considerado como una buena manera de diagnosticar la buena salud interna. Los inodoros alemanes tienen una práctica repisa interior por esa razón.

Por ejemplo, una deposición de color pálido y poco consistente puede significar que no digieres la grasa convenientemente y, si la observas, podrías tener una buena pista para modificar tu dieta. Una manera de mejorar este proceso es aumentar la fibra en tu alimentación, incrementando la cantidad de verdura y fruta que consumes. Y no te olvides de beber abundante agua. Si aún así tu actividad en este sentido es nula o solo ocurre de tarde en tarde, piensa en tomar un suplemento de fibra. La cáscara de phyllium es un buen producto y se puede conseguir en las herboristerías.

¿Cuál es tu duda?

P En cuanto empiezo a tomar más verduras tengo problema con los gases. ¿Alguna sugerencia?

R *Las verduras son una fuente estupenda de fibra, pero al sistema digestivo le cuesta digerirlas. No cocerlas mucho o tomarlas al vapor puede ayudar. También puedes tomar una enzima digestiva que se llama amiloglucosidasa (o glucoamilasa), que ayuda a digerir una sustancia problemática llamada glucósido que se encuentra sobre todo en el brócoli, la coliflor y la col. Otra alternativa pueden ser las pastillas de carbón vegetal, no las que se le dan a los perros sino unas especiales que se venden en las herboristerías.*

P ¿De qué otras formas puedo mejorar mi digestión?

R *Mastica bien la comida y evita comer deprisa, ingerir comida pesada a última hora de la noche y tomar alimentos indigestos (mucha carne roja). Si te preocupa tu digestión, un nutricionista diplomado puede aconsejarte las enzimas digestivas adecuadas a tus necesidades.*

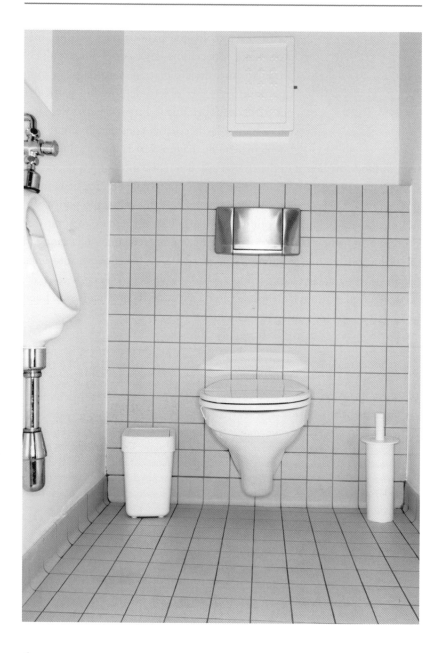

2

¿Qué es eso de la digestión?

Una actividad intestinal deficiente es el origen de algunas enfermedades degenerativas importantes como el cáncer. La buena salud se asienta en una digestión óptima, así que vamos a analizar de cerca la tuya.

Tus intestinos necesitan funcionar eficientemente para poder eliminar los deshechos del cuerpo. Reabsorben agua para reciclarla después y, sin un sistema digestivo eficiente, el resultado sería como el de una lavadora en la cual el desagüe vierte directamente en el tambor.

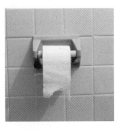

EL CAMINO DE LA REMOLACHA

Lo cual nos lleva a mi tema preferido: tus deposiciones. Una forma de medir la eficacia de tus intestinos es calcular el tiempo de tránsito, es decir el tiempo que transcurre desde que ingieres un alimento hasta que sale por el otro extremo. La manera más eficaz de medirlo es comer tres o cuatro remolachas enteras. La remolacha les otorga a las heces un color rojo brillante, de manera que, si anotas cuando tomaste las remolachas, puedes calcular tu tiempo de tránsito intestinal. De doce a veinticuatro horas es la duración adecuada. El maíz dulce también sirve muy bien; deberías ser capaz de avistar pequeños granos de maíz al otro lado. Si el proceso dura menos de doce horas es posible que no estés obteniendo todos los nutrientes que deberías de tu comida. Un tiempo superior a veinticuatro horas indica que los residuos permanecen en tus intestinos más de lo necesario y esto puede aumentar mucho el riesgo de una enfermedad de colon.

Una buena idea...

Añade semillas de lino a los cereales del desayuno para engrasar las piezas del engranaje y mantener todo en buen estado. Otro tónico digestivo general estupendo es el aloe vera. Lo puedes comprar solo, pero ten cuidado con el contenido en azúcar de algunas de las bebidas de aloe vera que se venden en las herboristerías.

Si has realizado este experimento y has descubierto que tu tránsito intestinal es lento, te aliviará saber que no todo está perdido:

■ Uno de los elementos más importantes de tu dieta que hay que aumentar es la fibra y en general puedes hacer esto fácilmente incrementando la cantidad de fruta, verduras y legumbres (ej. las lentejas) que comes. Los cereales integrales tienen también un alto contenido en fibra, así que añadirlos a tu dieta también te ayudará. Por cereales integrales quiero decir granos no refinados porque dicho proceso elimina la cáscara y la fibra; por eso el arroz integral es mucho mejor para ti que el arroz blanco. Sin embargo, he aquí un aviso para navegantes: debido a la fama de saludable del pan integral, algunos panes procesados están coloreados para darles dicho aspecto saludable. Busca la frase clave «integral» para evitar este engaño. El pan debería ser consistente y compacto, como un ladrillo, si es tierno y esponjoso quiere decir que tiene mucho aire y poca sustancia.

- Aumentar el consumo de agua es vital. La escasez de la misma tiene el mismo efecto en tu digestión que en cualquier proceso vital.

- Entre los alimentos que reaccionan de una manera negativa en el intestino figuran el azúcar, el alcohol, las comidas de alto contenido en grasas y las comidas basura como las patatas fritas y los pasteles. Los alimentos hechos a base de harina son los principales responsables de ralentizar el proceso digestivo. ¿Nunca fabricaste pegamento con harina y agua cuando estabas en el colegio? El mismo principio se aplica aquí.

Otra idea más...

Échale un vistazo a la IDEA 3, *Recupera la energía* o a la IDEA 13, *¡Desintoxícate!*

¿AMIGO O ENEMIGO?

Tus tripas tienen un número muy alto de «inquilinos». En ellas habitan entre cuatrocientas y quinientas bacterias. Un total de cien trillones viven en todo tu sistema digestivo lo cual representa un peso de casi dos kilos y la mayoría de ellas habitan en tu colon. Algunos tipos de bacterias son beneficiosas y otras no, y algunas no afectan a nuestra salud en absoluto. La clave está en no permitir que las malas invadan nuestro sistema y causen un desequilibrio que nos lleve a tener un problema de salud.

Las bacterias buenas no están ahí simplemente porque sí; de hecho, desempeñan un papel fundamental de cara a nuestra buena salud. Estos pequeños habitantes producen muchas vitaminas, incluidas las del fundamental grupo B y hacen que algunos minerales sean más bioasequibles. También ayudan a aumentar nuestra resistencia a las intoxicaciones y son una parte fundamental de nuestro sistema inmunológico. Incluso pueden ser determinantes en la prevención de tumores y cánceres. Para obtener una mayor cantidad de estos seres en tu sistema come más cantidad de alimentos fermentados como los yogures, el chucrut y el requesón. Hoy existen en el mercado gran cantidad de yogures que contienen «bacterias vivas» (como el bífidus). Si el yogur no te va, puedes probar con un suplemento de bacterias amigas. Un único comprimido puede representar el equivalente a quince envases de yogur, que desde luego llevaría mucho tiempo comerse a base de cucharadas.

La frase

«Mejor fuera que dentro».

ANÓNIMO. La sabiduría popular, tan relevante hoy como siempre.

¿Cuál es tu duda?

P   Después de comer la comida parece quedarse alojada en mi estómago. No siento que la esté digiriendo. ¿Puedo hacer algo al respecto?

R   *Podrías intentar informarte sobre la dieta Hay, comúnmente conocida como la dieta de los alimentos compatibles. No es la mejor para los problemas de azúcar en sangre pero la gente con problemas digestivos tiene una fe ciega en ella. El principio más importante es no mezclar los carbohidratos con las proteínas en la misma comida. La dieta tiene muchos detractores en los círculos convencionales que dudan de su éxito por la falta de evidencias científicas que lo apoyen, pero ha tenido muchos seguidores eminentes, que defenderían que la evidencia habla por sí misma. Para más detalles, lee El nuevo libro de los alimentos compatibles de Jan e Inge Dries.*

P   Estoy comiendo todo lo adecuado, ¿por qué no se mueve nada ahí abajo?

R   *¿Estás estresada? Necesitas mantener los niveles de estrés bajo control ya que si tu cuerpo piensa que estás en peligro de muerte, tus mecanismos de defensa o huida interferirán con la digestión. También puedes probar a tomar una enzima digestiva supervisada por un endocrino o un especialista de digestivos.*

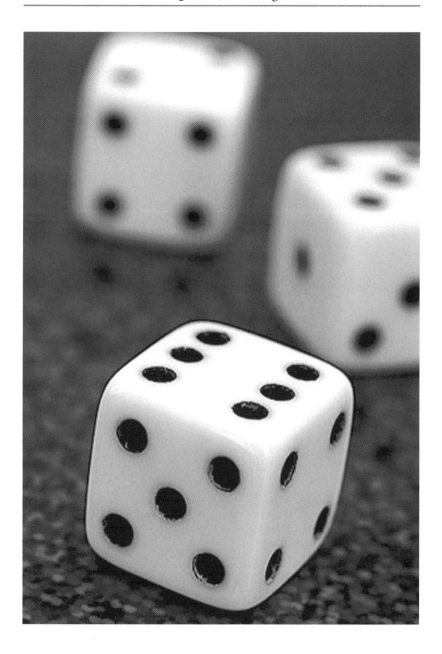

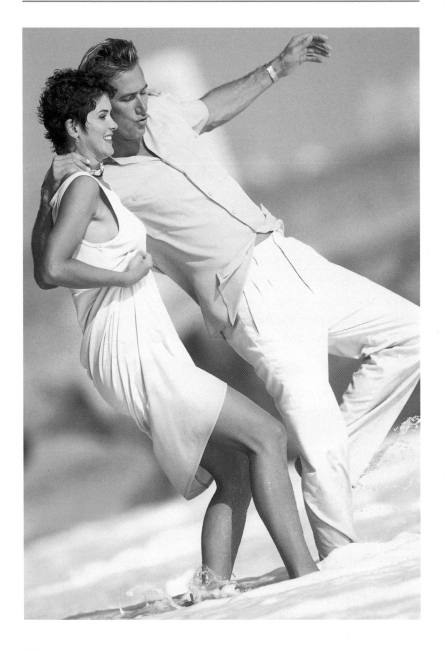

3

Recupera la energía

Necesitamos un infinito suministro de energía para llevar a cabo todo lo que tenemos y queremos hacer en nuestras vidas, pero con frecuencia la energía se acaba y sentimos enormes deseos de echar una cabezadita.

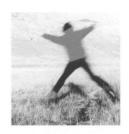

¿Alguna vez te ha apetecido apoyar la cabeza sobre tu escritorio y pasar la tarde durmiendo? ¿O has echado de menos no tener a mano unas pinzas para mantuviesen tus ojos abiertos? ¿Y te has preguntado alguna vez por qué esto pasa en medio de una reunión importante a pesar de las tres tazas de café que llevas en el cuerpo?

LA ECUACIÓN DE LA ENERGÍA

Necesitamos azúcar (glucosa) para poner en marcha nuestro organismo. Es el combustible que nos da energía. A pesar de todo, demasiada se considera peligrosa para el organismo (piensa en los diabéticos).

Obtenemos este combustible en gran parte de los alimentos. Una hormona llamada insulina reduce estos niveles de azúcar en la sangre y los ajusta según nuestras necesidades minuto a minuto. No tenemos mucho azúcar circulando por nuestro cuerpo en ningún momento porque en cuanto esto sucede, ahí va la insulina a normalizar su nivel. Cuando los niveles de azúcar en sangre son bajos, nos valemos de la glucosa almacenada (glicógeno) que se encuentra en los músculos y en el hígado, el cual ayuda a mantener este delicado equilibrio. Una vez que la glucosa almacenada se ha consumido, se necesitarán más alimentos para mantener su producción.

Una buena idea...

¡Toma un buen desayuno! Un estudio reciente reveló que las personas que no desayunan tienen más probabilidades de tener sobrepeso y de ser menos inteligentes. Así que si antes no tenías una buena razón para hacerlo, ahora sí la tienes. Un buen desayuno te mantendrá a tono hasta el almuerzo, pero recuerda que los cereales ricos en azúcar te pondrán a tope en un momento y después te dejarán sin energía gran parte de la mañana.

Todos los alimentos no son iguales. Algunos alimentos «se queman» (es decir se convierten en azúcar) rápidamente, mientras que otros «se queman» lentamente. Estos alimentos reciben el nombre de alimentos con un índice glicémico alto o bajo. El IG es una manera de medir los alimentos que son convertidos en glucosa a ritmo diferente. Pero no te obsesiones mucho con IG, dado que, por contradictorio que pueda parecer, lo verás publicado en diferentes lugares con distintos valores. Una regla de oro sencilla sería que los alimentos de color blanco (ej. patatas, pasta, pan, chirivía, arroz blanco) son combustibles rápidos, mientras que los consistentes, fibrosos, de color oscuro o verde (ej. 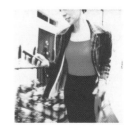 lentejas, garbanzos, brócoli, arroz integral) van a quemarse más despacio y son nuestras grandes fuentes de energía. Por ejemplo, mientras que la glucosa (azúcar) alcanza un 100 en la escala de IG, una lenteja solo obtiene un humilde 42. Lo importante es recordar que no son necesariamente las comidas que tradicionalmente definimos como dulces las que causan problemas. Un boniato, por ejemplo, obtiene una puntuación baja, pues tiene un alto contenido en fibra.

También puedes elevar el nivel de azúcar en sangre mediante otro mecanismo. Mete la cabeza entre los colmillos de un tiburón come-hombres después sácala y rápidamente nada a toda velocidad hasta la orilla. Esto seguro que hará que tu nivel de azúcar en sangre suba vertiginosamente, ya que las poderosas hormonas del estrés lo elevarán para que tengas suficiente energía para escapar. Hacemos esto todo el tiempo pero, por regla general, es nuestro jefe, el recibo del gas o una fecha límite la causa de nuestro estrés y no los tiburones come-hombres. Por supuesto, hay una manera más fácil de aumentar los niveles de azúcar en sangre, fúmate un cigarrillo o tómate una taza de café. Ambos son estimulantes que actúan sobre la glándula suprarrenal (de donde proceden las hormonas del estrés) para que libere el azúcar almacenado. Pero todo lo que sube tiene que bajar, por eso permanecer despierto en la reunión se hace tan difícil.

Entonces, ¿cuál es el problema con el azúcar que sube y baja todo el tiempo? En primer lugar, el páncreas, donde se produce toda esa insulina, acaba agotándose. En segundo lugar, vas a experimentar caídas de energía a medida que los niveles de azúcar en sangre desciendan por la intervención de la insulina. En tercer lugar, la insulina también es una hormona de almacenamiento de grasas, así que si actúa en exceso y hay más insulina en el sistema de manera continuada acabarás ganando peso. Normalmente, esto suele aparecer en forma de esas monísimas cartucheras o de ese atractivo flotador alrededor de la cintura. ¿Y dónde se puede observar este fenómeno con más frecuencia? En los ejecutivos estresados que comen cosas inadecuadas, toman demasiado café y se estresan.

¿Cuál es tu duda?

P Me muero de hambre a las once de la mañana ¿Cómo puedo evitar hartarme de chocolate?

R *Asegúrate de que realmente estás tomando un buen desayuno. Quiero decir uno con IG bajo. Entre los buenos alimentos para el desayuno se incluyen huevos con pan de centeno, sardinas con tostadas, yogur con frutos secos y semillas, avena con fruta, frutos secos y semillas.*

P ¿Y si no tengo tiempo para cocinar?

R *Preparar el desayuno es realmente fácil una vez que te organizas y tienes los alimentos apropiados en casa. Pero puede ser que no te apetezca llevarte el almuerzo en un taper al trabajo. Entonces seguramente acabarás comiendo lo que tengas más a mano. Aunque una patata asada tiene un elevado GI, un poco de proteína lo rebaja así que añádele un poco de requesón o de atún. La cena es fácil de organizar, cuece algunas verduras y prepara un poco de pescado o de pollo a la plancha. Comienza a hojear libros de cocina para inspirarte, no tienes por qué seguirlos al pie de la letra. Una vez que te acostumbras a cocinar es más fácil que abrir un paquete.*

P ¿Y si no tengo tiempo para ir de compras?

R *¿Has intentado hacer la compra por Internet? Es realmente sencillo. Las tiendas que se comprometen a hacer el reparto a una hora determinada son las mejores, de otra forma tienes que estar esperándolo y es una lata. Tu lema ha de ser: «Organízate».*

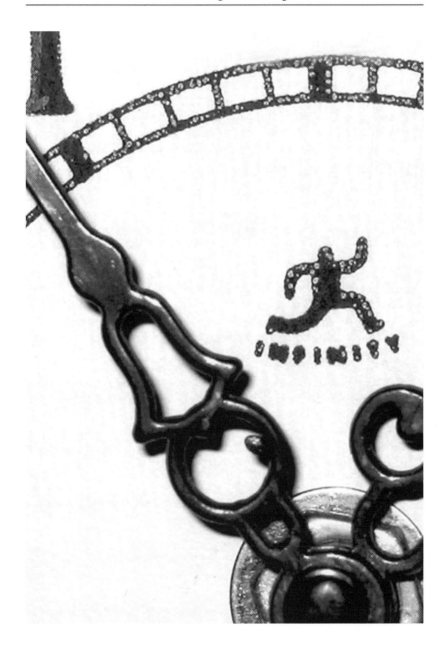

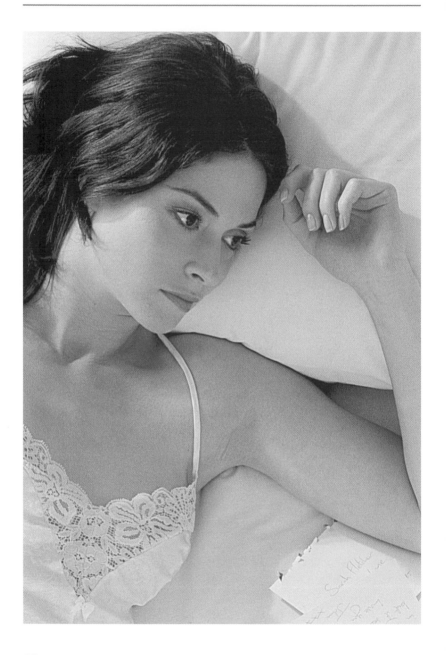

4

Estrés, estrés y más estrés

Es difícil que te des cuenta de lo estresado que estás hasta el día en que te lanzas sobre el dependiente de una tienda porque ha tardado demasiado en cobrarte. Si has llegado a perder la compostura de esta manera, es el momento de reconocer que tienes un problema.

Hasta el momento en que perdiste la compostura probablemente pensabas que el problema era del dependiente. Después de todo, ¿acaso no son ellos los que no pueden contar el cambio sin mover los labios?

Ten cuidado con la manera de verbalizar este problema. Si lo haces de forma repentina, tus amigos y familiares bien intencionados se preocuparán muchísimo. Te dirán que te relajes, que te tomes las cosas con calma, que respires profundamente, que salgas a dar largos paseos. Y tú mientras sonríes con los dientes apretados. ¿Es que no se dan cuenta de lo ocupado que estás? No tienes tiempo para todo ese rollo absurdo de la relajación. Tienes que seguir.

A lo largo de este libro hay varios capítulos en los que se habla del estrés, pero en este te aconsejo plantearte esta pregunta, ¿hay algo que puedas hacer para levantarte la moral? O al menos para no ladrarle a los amigos cuando te den todos esos consejos sobre cómo combatir el estrés.

MÁS VALE PREVENIR QUE CURAR

Bueno, una cosa que puedes hacer inmediatamente es equilibrar tus niveles de azúcar en sangre. ¡Que no cunda el pánico! Elimina de tu cabeza los pensamientos sobre diabetes e inyecciones diarias de insulina. Puedes conseguirlo a través de la alimentación y, una vez que le hayas cogido el truco, es coser y cantar. Todos tenemos que equilibrar los niveles de azúcar en sangre en mayor o menor medida dependiendo de cómo gestiona nuestro organismo el azúcar (glucosa) en sangre. De manera muy simple, los alimentos dulces o aquellos que liberan energía de forma rápida harán que tus niveles de azúcar se disparen por las nubes para después caer repentinamente una vez que la hormona insulina se apresura a actuar. El truco está en elegir alimentos que te mantengan a flote. Los alimentos densos, consistentes y fibrosos como las lentejas son mejores en esto que los dulces o los ricos en féculas (o almidones) como el pan blanco o las patatas. Come hidratos de carbono de liberación lenta o proteínas que los contengan, ya que elevarán los niveles de azúcar progresivamente.

Una buena idea...

Come algo entre horas a lo largo del día en lugar de solo tres grandes comidas. Te evitará cambios bruscos en los niveles de azúcar en sangre de manera que serás capaz de librarte de esa montaña rusa. Elegir el tipo de comida adecuado para ese aperitivo es esencial. Las proteínas tienen un IG bajo y no se encuentran solamente en la carne. Opta por los frutos secos y las semillas; las almendras, las pipas de girasol o de calabaza son ideales. O prueba con galletas de avena con queso de cabra, humus o requesón. Y si esto no te llama la atención, la fruta acompañada de yogur es siempre una buena opción.

De modo que, ¿qué efecto tienen sobre el humor las fluctuaciones en los niveles de azúcar en sangre? Bueno, en caso de que tus compañeros no te lo hayan comentado todavía, puede contribuir a que estés irritable, malhumorado y cansado. Y estas no son precisamente las mejores condiciones si aspiras a manejar mejor tu estrés.

ALERGIAS, ALERGIAS POR TODAS PARTES

Las intolerancias a los alimentos, referidas por algunos como alergias alimenticias parecen estar de moda. Hablando en términos generales, un ejemplo de alergia a un alimento sería que te cayeras al suelo jadeando después de haber comido frutos secos. Una intolerancia a un alimento puede tener montones de efectos diferentes sobre la salud, pero puedes sentir desde una sensación de malestar generalizada hasta dolor en las articulaciones. También puede afectar a tu estado de ánimo. Si sospechas que puedes padecer este problema, visita a un nutricionista.

UNA CABEZA UN TANTO GRASIENTA...

Los ácidos grasos omega-3 y omega-6 son llamados ácidos grasos esenciales porque verdaderamente lo son. Las hormonas de tu cuerpo y tu cerebro funcionan gracias a ellos así que más te vale asegurarte de que estás consumiendo las cantidades necesarias. Entre las fuentes de ácidos omega-3 se incluyen las semillas de lino y cáñamo, mientras que las de omega-6 proceden de pescados azules como las sardinas, la caballa o el salmón. El cerebro está compuesto en un 60% de grasas.

LOS ALIMENTOS Y EL HUMOR

Una manera fácil de mejorar la manera en que controlas tu estrés es reducir la cantidad de té y de café que bebes. Estos contienen estimulantes que lo único que consiguen es ponerte más nervioso. Intenta cortar con ese cafecito de media mañana y comprueba cómo te sientes.

Y si pensabas que ese triptófano era una aldea de Gales, me temo que estás equivocado. El triptófano es un aminoácido (componente fundamental de todas las proteínas) que puede ayudar a subir los niveles de serotonina, el neurotransmisor responsable de los cambios de humor. Entre los alimentos con alto contenido en triptófano se incluyen los higos, la leche, el atún, el pollo, las algas, las semillas de girasol y el yogur, pero tienes que asegurarte de que el aporte de vitaminas del grupo B sea el suficiente como para procesarlo (especialmente B3, B6, ácido fólico y biotina). Además necesitas vitamina C y zinc. La ingestión de algunos hidratos de carbono de liberación lenta con algún alimento rico en triptófano también puede ayudar a tu cuerpo a procesar el triptófano y a convertirlo en serotonina.

¿Cuál es tu duda?

P Pensaba que un buen gintonic mejoraría mi humor, pero me daba sueño. ¿A qué se debe?

R *El alcohol eleva los niveles de azúcar en sangre con rapidez. La sensación de sueño que comentas es el síntoma de una disminución de los niveles de azúcar en sangre. El alcohol puede parecer relajante, pero en ocasiones simplemente nos puede relajar más de la cuenta.*

P Supongo que tomarme una chocolatina cuando estoy estresada no es una buena idea, ¿no?

R *Me temo que no. Además de tener un elevado contenido en grasas, el chocolate pone tus niveles de azúcar por las nubes. Aunque en un principio pueda parecerte una buena solución, acabarás sintiéndote peor y, por si fuera poco, estimularás aún más las ganas de comer chocolate.*

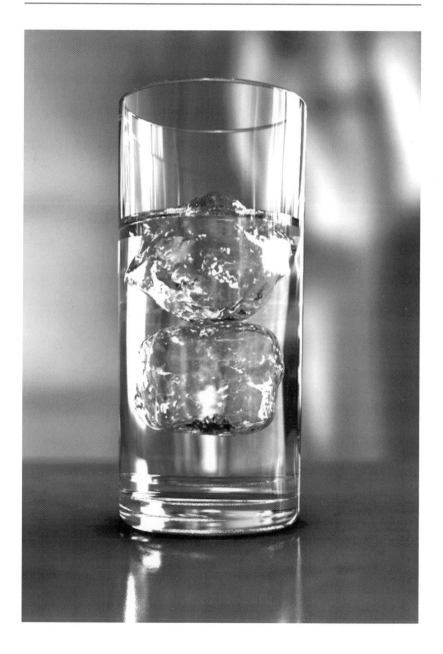

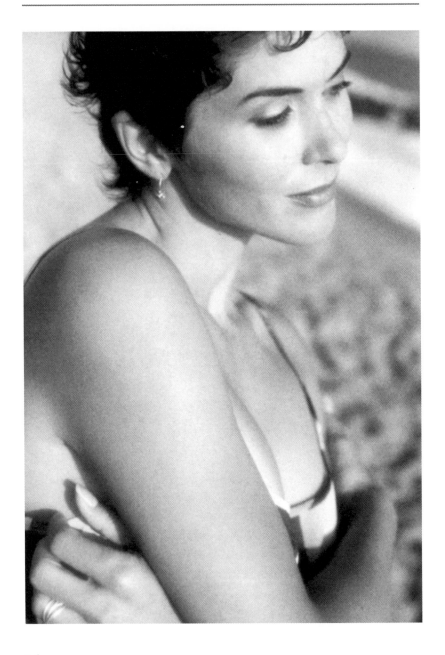

5

Una cuestión interior

¿Qué deberíamos comer para disfrutar de una salud óptima? Te presentamos una guía rápida sobre lo que puedes encontrar en tu comida.

La clave de una buena dieta está en la variedad. Es lo que te asegura conseguir un espectro amplio de nutrientes, vitaminas y minerales que beneficiarán tu salud día tras día.

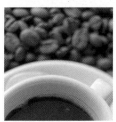

UN ARCOIRIS NUTRICIONAL

La regla de oro es tomar cada día alimentos de los colores más variados posibles. La comida que destaca por su color está llena de nutrientes. Busca rojos, verdes, amarillos, naranjas y todas las tonalidades intermedias. Te aportarán las vitaminas antioxidantes que son tu seguro contra las enfermedades. Conseguir una buena variedad de vitaminas y de minerales es fundamental.

No pretendo referirme a todas las vitaminas y minerales, pero me gustaría destacar las vitaminas del grupo B, que son tan importantes para nuestro sistema nervioso. Se encuentran en un gran número de alimentos, pero sobre todo en los cereales. También me gustaría destacar la vitamina C, que aparece en toda clase de bayas, cítricos, tomates y patatas. De los minerales, uno que hay que mencionar es el calcio que abunda en las almendras, las semillas de sésamo y las verduras (de ahí es de donde las vacas obtienen el calcio que incorpora en su rica leche). Entre otras cosas necesitamos el calcio para la formación de los dientes y de los huesos, así como para el funcionamiento de los nervios y de los músculos. El zinc es otro de los minerales más importantes dado que es esencial para la mayor parte de las funciones corporales, incluidas la reproducción y el funcionamiento del cerebro. El zinc se encuentra en los mariscos, las lentejas, las pipas de calabaza y los huevos. Antes de finalizar nuestro esclarecedor recorrido por las vitaminas y los minerales, me gustaría mencionar el selenio, otro mineral digno de encabezar tan singular reparto. El selenio es otro antioxidante que puede ayudar en la prevención del cáncer. Se encuentra de forma natural en el germen de trigo, los tomates, las cebollas, el brócoli, el ajo, los huevos, el hígado y los mariscos. Si quieres saber más sobre las vitaminas y los minerales y dónde encontrarlos, un gran libro en el que merece la pena invertir es La biblia de la nutrición óptima de Patrick Holford. Es un buen libro, informativo y sencillo a la vez.

Una buena idea...

¿Por qué no pruebas una dieta de rotación? No tiene por qué ser excesivamente complicada. Elige un cereal para cada día de la semana. El lunes puede ser el día del trigo, el martes el de la avena, el miércoles el del arroz, el jueves el del mijo y el viernes tu día del centeno. Intenta consumir únicamente los cereales que tocan cada día. De esta manera, introducirás variedad en tu dieta sin mucho esfuerzo.

Y, ¿por qué necesitamos las vitaminas? Ni más ni menos porque son esenciales para la vida. Contribuyen a una buena salud al colaborar en los mecanismos bioquímicos del cuerpo y ayudan al metabolismo. De alguna forma son micronutrientes, dado que el cuerpo los necesita en pequeñas cantidades para hacer que todo se desarrolle de la manera adecuada. Las vitaminas trabajan con las enzimas para mantener al cuerpo funcionando. Se dividen en dos categorías fundamentales: las vitaminas hidrosolubles, que se disuelven en agua y que hay que tomar a diario, y las vitaminas liposolubles, que se disuelven en grasas y aceites y que pueden ser almacenadas (entre ellas se incluyen las vitaminas A, C, E y K). Los minerales se presentan de diferentes formas. Los minerales principales como el calcio, el magnesio y el potasio forman parte de la estructura de los huesos y de los órganos. Se necesitan en grandes cantidades. No obtener el aporte necesario de ellos hará que tu organismo se resienta.

Otra idea más...

Ve a la IDEA 7, *Los superalimentos* y a la IDEA 20, *Nutrición: las bases*.

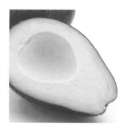

Una dieta variada es la clave para ampliar las posibilidades de obtener todas las vitaminas y los minerales que necesitas. Debido a los métodos modernos de transporte y almacenamiento, incluso los productos más frescos pueden presentar ciertas carencias. Los niveles de minerales en los alimentos están descendiendo a un ritmo vertiginoso porque los suelos agrícolas están agotándose. Puede que quieras añadir a tu dieta un buen suplemento de vitaminas y minerales. Un nutricionista diplomado o tu médico de familia pueden ayudarte a la hora de realizar tu elección.

La frase

«Alimenta tu mente con grandes pensamientos».

Benjamin Disraeli

¿Cuál es tu duda?

P ¿Qué pasa si lo mío no son las verduras? Les cogí asco en el colegio. Nos ponían coles para comer que de tan cocidas, estaban completamente deshechas.

R *Creo que introducir variedad a la hora de cocinar las verduras puede ser de gran ayuda. Yo soy amiga de rehogar las verduras ligeramente con varios tipos de hierbas, y con jengibre y limoncillo. A veces utilizo recetas de cocina india o tailandesa para que comer verduras se convierta en una auténtica fiesta de color, sabor y olor. ¡Comer verduras no tiene por qué ser aburrido!*

P Creo que sigo una dieta equilibrada, si es que eso quiere decir algo. ¿Estaré consiguiendo todas las vitaminas y los minerales que necesito para gozar de buena salud?

R *Dudas del término «dieta equilibrada» y das en el clavo. Nadie puede definir realmente lo que es en realidad esa mítica dieta equilibrada, de manera que, ¿cómo puedes saber que la tuya lo es? La variedad es la sal de la vida. Come todo tipo de cereales y de frutas, verduras de todos los colores, diferentes tipos de pescados azules, y si comes carnes, elige carne orgánica de calidad de vez en cuando. Debido a que los sistemas modernos de cultivo agotan el suelo de nutrientes, en occidente no estamos mal alimentados en términos de calorías sino en términos de nutrientes. Puede venir bien tomar un buen complejo vitamínico como Pharmaton Vit. Sin embargo, recuerda que la mayor parte de los complejos vitamínicos se producen artificialmente. Soy una forofa de los superalimentos y los de la casa Santiveri (www.santiveri.es) son una buena elección.*

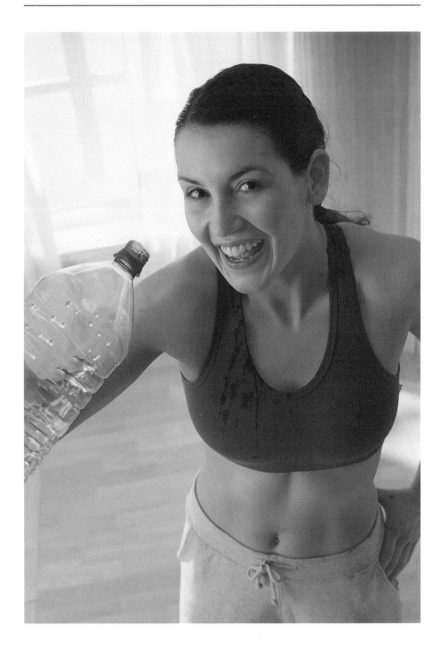

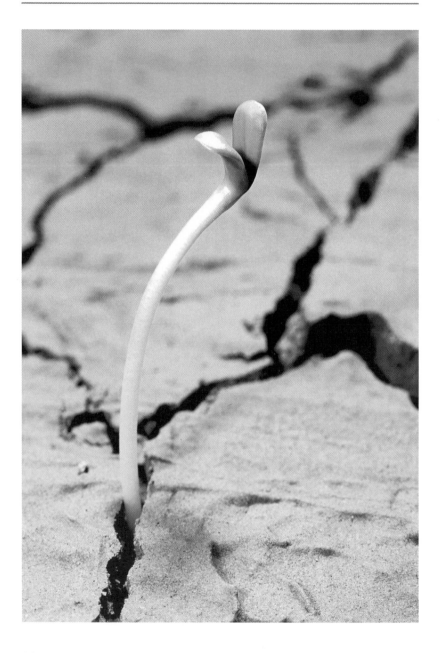

6

Verde que te quiero verde

Con la cantidad de titulares que nos advierten todos los días sobre los riesgos de los alimentos que existen en el mercado, ¿acaso es de extrañar que tantos de nosotros nos interesemos por los alimentos ecológicos?

Con sucesos como las intoxicaciones con atún con elevado contenido en mercurio o la existencia de residuos de pesticidas en las peras, es comprensible tener dudas sobre lo que es seguro y lo que no. Pero además de seguridad, los alimentos ecológicos también tienen un estupendo sabor. ¿Recuerdas cómo sabían los tomates? Fácil, ¿verdad? Como los ecológicos.

PRODUCTIVIDAD A TODA COSTA

Agricultores y ganaderos han estado bajo una gran presión para aumentar su producción, pero todo tiene un precio. Muchas frutas y verduras no orgánicas contienen gran cantidad de herbicidas, pesticidas y fertilizantes que, efectivamente, ayudan a aumentar la producción de alimentos. Además se supone que las frutas y verduras deben tener un aspecto perfecto para llegar a las grandes superficies. Pero, ¿qué efectos tienen estas sustancias químicas sobre la salud humana?

Se sabe que los residuos de pesticidas pueden causar ansiedad, hiperactividad, problemas digestivos y debilidad muscular. Los niños son especialmente vulnerables, ya que sus sistemas inmunológicos no están del todo desarrollados y, como su masa corporal es comparativamente más pequeña, eso significa que los compuestos químicos están más concentrados en su organismo.

Una buena idea...

Si no te puedes permitir disfrutar plenamente de los productos ecológicos, márcate algunas prioridades. El gobierno británico, por ejemplo, aconseja consumir las zanahorias, las manzanas y las peras peladas porque absorben los insecticidas a través de la piel y esto puede tener consecuencias para la salud del consumidor. Comprarlos ecológicos podría ser una buena opción. Normalmente el salmón de criadero está tratado con pesticidas para prevenir la contaminación por listeria y se teme que dichas sustancias puedan concentrarse en el pescado. Escoge ternera y leche orgánicas dado que en numerosos países muchas vacas son tratadas con hormonas del crecimiento y otras sustancias que facilitan su desarrollo.

Lamentablemente nuestra preocupación no debe reducirse a las frutas y las verduras en exclusiva. El mayor riesgo reside en los productos cárnicos: vacas y cerdos locos, no es ninguna broma. Tantos años de ganadería intensiva en condiciones de hacinamiento acarrea una gran cantidad de problemas para la salud. No es posible mantener a tantos animales juntos en tan poco espacio sin utilizar potentes agentes químicos industriales para librarse de la amenaza de contagio.

ALIMENTARSE A LA CARTA

Estamos tan acostumbrados a disfrutar en cualquier época del año de frutas exóticas y de verduras que es difícil aceptar que solo podemos conseguir frutas y verduras orgánicas de temporada. Es verdad que muchos de los alimentos ecológicos son producidos en otros países y que gracias a los supermercados llegan a nuestros hogares, pero el contenido en vitaminas y minerales se pierde si los alimentos han tenido que viajar desde lejos. Es mucho mejor, en la medida de lo posible, comprar productos locales. Muchos supermercados se han dado cuenta de que «orgánico» significa «buen negocio». Pero recuerda que solo porque diga ecológicos en el paquete no significa que vaya a ser mejor para ti, especialmente si ha sido procesado previamente. Una vez que los productos ecológicos han sido convertidos en una patata frita, una tarta o en una galleta, por ejemplo, te enfrentarás más o menos a las mismas cuestiones que suscitan los alimentos convencionales: alto contenido en azúcar y en grasas. Así que, ¡no te dejes engañar!

Otra idea más...

Merece la pena consultar la IDEA 5, *Una cuestión interior*, y a la IDEA 6, *Los superalimentos*.

ATENTO A LA INSPECCIÓN

El término «orgánico» está definido por ley y solo puede ser usado por aquellos agricultores y ganaderos que posean el certificado de alimento orgánico o ecoetiqueta. Estos productores tienen que seguir unas directrices sobre cómo producir alimentos que se ajusten a los estándares ecológicos y son inspeccionados regularmente para comprobar que dichos parámetros se cumplen. Para obtener información sobre el Plan Estratégico de Producción Ecológica aprobado por el gobierno español de cara a los años 2004-2006, se puede consultar la página oficial del Ministerio de Agricultura, Pesca y Alimentación, http://www.mapya.es.

¿Que si yo compro alimentos ecológicos? Sí, lo hago, y estoy segura de que merece la pena. Siempre me aseguro de que la carne, los huevos o el pescado han sido producidos respetando las normas de cultivo ecológico, y compro la fruta y la verdura orgánica que está disponible. Me la llevan a casa. Posiblemente puedas obtener información sobre una empresa de distribución a domicilio de productos ecológicos en la herboristería más cercana. Ahora estoy enterada de qué frutas y verduras corresponden a cada estación. Y en lugar de mirar en un libro de recetas y salir a comprar lo que necesito, simplemente miro lo que hay en el pedido que he recibido y creo mis menús.

La frase

«La agricultura orgánica ofrece la máxima calidad, los alimentos que mejor saben, producidos sin modificación genética o química y con respeto por el bienestar de los animales y del medioambiente, a la vez que ayuda a mantener el paisaje y las comunidades rurales».

PRÍNCIPE CARLOS, un gran defensor de los alimentos ecológicos.

¿Cuál es tu duda?

P   Mi presupuesto es limitado y los alimentos ecológicos son caros. ¿Qué puedo hacer para librarme de los pesticidas?

R   *Si no te puedes permitir comprar ecológicos, añade un chorreón de vinagre al agua en la que lavas la verdura. También hay productos específicos que eliminan los pesticidas de frutas y verduras. Visita la sección Gran Consumo de www.farmalepori.com para más información sobre el desinfectante Amukina, por ejemplo.*

P   ¿Existe alguna otra forma de ahorrar dinero?

R   *Cada vez hay más mercados ecológicos o verdes en las ciudades. Están llenos de productos locales. Todos los productos son cultivados, criados, cazados, recolectados, cocinados, ahumados o procesados por el dueño del puesto. Mi recomendación es acudir al final del día cuando el vendedor ofrece los productos a precios más económicos.*

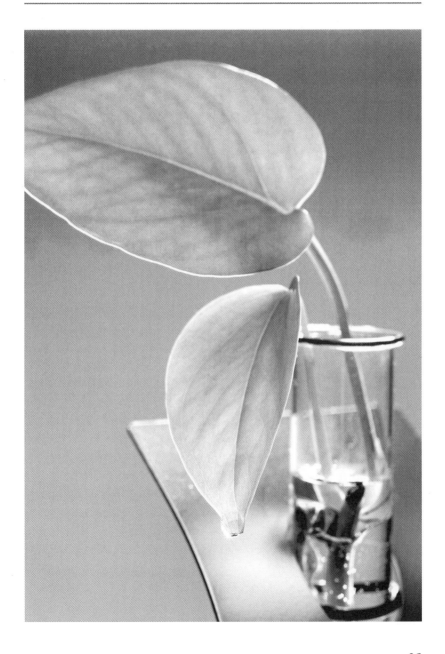

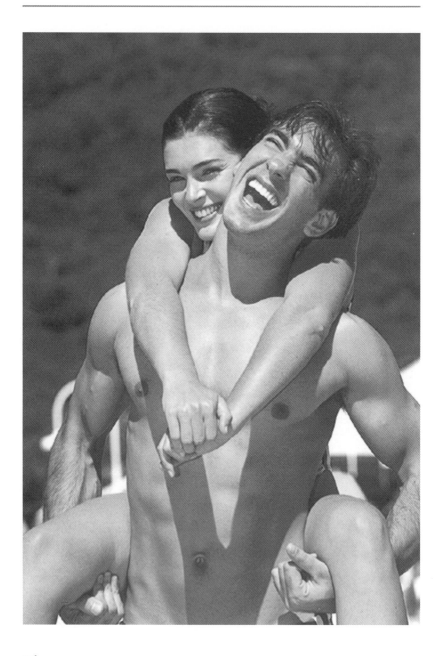

7

Los superalimentos

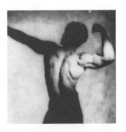

Se podría decir que, a pequeña escala, los superalimentos son nuestros superhéroes particulares, gracias a todos los efectos beneficiosos que producen en nuestra salud.

A veces, la mejor manera de obtener todo lo bueno de estos alimentos es exprimirlos para que sus benéficas sustancias sean más fáciles de absorber. Vamos a hacer un recorrido por los principales superalimentos que puedes incorporar a tu repertorio de zumos. Pues bien, el primero sin lugar a dudas sería la manzana. Y es que hasta el conocido herborista Maurice Messegue ha llegado a decir: «Si solo pudieras plantar un árbol en tu jardín, este debería ser un manzano». De manera que ya lo sabes. Las manzanas contienen gran cantidad de vitamina C y su pectina ayuda a mantener a raya el colesterol. La pectina también nos protege de la contaminación. Y por si esto fuera poco, el ácido tartárico y el málico ayudan a neutralizar los subproductos ácidos de la indigestión y ayudan a que tu cuerpo se recupere de los excesos que cometemos a veces comiendo de más.

La remolacha se usaba en la medicina romaní (tradición gitana) como un reconstituyente para las personas que presentaban un aspecto pálido y abatido. Pero no te pases, ya que la remolacha es un desintoxicante tan poderoso que tomado en exceso podría ser perjudicial para tu organismo. El brócoli es otro gran superhéroe. Existen numerosos estudios que demuestran que tiene un efecto protector frente al cáncer. Y no nos olvidemos de la humilde zanahoria, esa gran heroína. Las zanahorias son tan ricas en betacaroteno que con comer una al día obtendremos el aporte diario necesario de vitamina A. Además las zanahorias también son el número uno en la protección contra el cáncer.

Una buena idea...

Piensa en tomar superalimentos en polvo. Con una sola bebida puedes conseguir las cantidades recomendadas de vegetales de todo un día. El único aspecto negativo es que saben un poco a tierra, pero no dejes que eso te desanime. Puede que sea mi imaginación pero te prometo que al tomarlos por las mañanas siento como si saltasen chispas en mi interior. Entra en www.polenweb.com o en www.santiveri.es.

Un ingrediente extraordinario que puedes añadir a tu zumo es el jengibre. El jengibre es un antiinflamatorio natural, ayuda a remediar los catarros, la gripe y la congestión del pecho, y durante siglos se ha utilizado como remedio contra el mareo y las nauseas. Otro gran aditivo para ese zumo que seguro te tomarás es el perejil, que está lleno de vitaminas A y C y repleto de manganeso, hierro, cobre, calcio, fósforo, sodio, potasio y magnesio. Y encima purifica la sangre.

Aunque solo me he referido a unos pocos, por supuesto que la mayor parte de las frutas y de las verduras son superalimentos. Cada una de ellas tiene algún beneficio para nuestra salud. Algunas veces nos podemos encontrar con sorpresas: un kiwi, por ejemplo, contiene tanta vitamina C como una naranja. Y la piña tiene tanto un efecto antibiótico como antiinflamatorio. ¡La madre naturaleza es simplemente maravillosa!

SÁCALE JUGO

Así que, ¿cómo se pueden obtener los sorprendentes beneficios para la salud de los superalimentos? ¿Por qué no lo intentas con los zumos? Algunas personas creen que es mejor que tomar comprimidos de vitaminas porque el zumo es fácil de asimilar por el cuerpo y está en la forma natural que el cuerpo puede reconocer. Si te tomas en serio lo de los zumos, invierte en una licuadora en condiciones como por ejemplo la de Solac (www.solac.com) o la Moulinex AV5 (www.moulinex.com). Puedes encontrar más información sobre licuadoras en www.dooyoo.es.

Otra idea más...

Si te interesa lo que comes, ¿a quién no?, lee la IDEA 6 *Verde que te quiero verde* y la IDEA 5 *Una cuestión interior*. Lee la IDEA 13, *¡Desintoxícate!*, y métete a fondo en el mundo de los zumos.

¿Qué aportan los zumos a tu salud? En fin, los zumos de frutas y de verduras están llenitos de enzimas que son vitales para la digestión, la estimulación del cerebro y la energía celular. También contienen fitoquímicos que son una especie de escudo natural contra las enfermedades. ¡El zumo es también un concentrado de nutrientes que te pone las pilas! Y si esto no fuera poco, los zumos ayudan a equilibrar la acidez y la alcalinidad en el cuerpo. La acidez excesiva es la causa de muchos problemas de salud. El estrés también produce un montón de compuestos ácidos en el cuerpo y los zumos ayudan a neutralizarlos.

Tomar zumos es el arma número uno de tu arsenal desintoxicante. Desintoxicarse no es una solución para cada problema de salud, pero puede tener un efecto muy poderoso en la purificación del cuerpo y convertirse en uno de los pilares de tu bienestar.

La frase

«El que quiera fruta que se suba al árbol a cogerla».

THOMAS FULLER. En tu caso, comprar la fruta, cortarla, exprimirla, beberla y limpiar la licuadora, será como subir al árbol.

¿Cuál es tu duda?

P No puedo pararme a hacer un zumo. ¿No hay algo más fácil?

R *¡Sí! Reconozcamos que limpiar la licuadora es una auténtica lata, pero cada vez hay más bares de zumos. También los puedes encargar: los zumos orgánicos son los mejores.*

P Si soy nuevo en esto de los zumos, ¿con qué tipo de vegetales debería empezar?

R *Empieza con las zanahorias, que van con casi cualquier verdura y también combinan bien con el zumo de manzana. Elige frutas y verduras de temporada porque son las más dulces y maduras y, por lo tanto, son las que tienen más vitaminas, minerales y enzimas.*

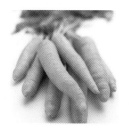
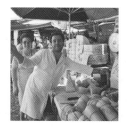
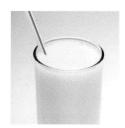

8

¡Puedo comer grasa!

Las tiendas están llenas de todo tipo de productos bajos en grasa, desde galletas y tartas o pasteles, a yogur y tofu. La realidad es que el cuerpo necesita mucho las grasas, pero, cuidado, solo nos valen las del tipo apropiado.

La palabra «grasa» ha pasado a ser casi un insulto. Sin lugar a dudas anda en boca de las feministas y aparece como el enemigo público número uno. Pero lo que te propongo es verla como una amiga. ¡Únete a ella! Solo hay un pequeño truco que hay que tener en cuenta: estar seguro de que es del tipo correcto.

Tenemos un pequeño complejo en lo que respecta a las grasas. Las grasas obstruyen nuestras arterias, se acumulan allí donde menos nos favorecen, aumenta escandalosamente el riesgo de sufrir una enfermedad cardiovascular, están ligadas al fantasma del colesterol... ¿para qué seguir? El mensaje está completamente asumido. La expresión «un minuto en la boca, toda la vida en las caderas» habla claramente de esta fobia a las grasas.

La impresión que daban durante los ochenta y los noventa los que escribían sobre temas de alimentación era que la grasa era el principal enemigo de nuestra salud. Había gurús de las dietas bien intencionados que escribían libros aconsejándonos que las evitásemos a toda costa. Sin embargo, no todas las grasas fueron creadas iguales y tal y como hemos ido averiguando, evitar todo tipo de grasas es perjudicial para la salud.

Una buena idea...

Probablemente comes suficiente omega-6 dado que la dieta occidental tiende a ser rica en ellos, pero podrías conseguir más a partir de los frutos secos y de las semillas: muele algunos (sésamo, pipas de calabaza y de girasol) en un molinillo de café y añádelos a tus cereales del desayuno. Para conseguir suficiente omega-3, aumenta la cantidad de pescados azules (salmón, arenques, caballa o sardinas). Si eres vegetariano podrías añadir un suplemento de aceite de semillas de lino a tu dieta. Hay cientos de empresas que los venden, pero puedes probar con los de la conocida marca Arkocápsulas de los laboratorios Arkochin.

El aceite sin refinar se deteriora fácilmente y antes de que pueblos enteros se desplazaran en masa a las ciudades, el aceite solía venderse fresco puerta a puerta. Aunque hoy en día esto es difícil de creer al ver el color amarillo de los aceites para cocinar que se venden en los supermercados, si el aceite no se mantuviera a baja temperatura se estropearía y se pondría rancio en cuestión de días. Los chicos de la publicidad se las han ingeniado para que consumamos aceites polinsaturados o libres de colesterol, pero estos aceites han sido refinados extremadamente empleando para ello temperaturas muy altas y sustancias blanqueantes que eliminan su valor nutricional y que, de hecho, los pueden volver inestables y altamente tóxicos.

Las moléculas de que están hechos los aceites se llaman ácidos grasos y los ácidos grasos que son esenciales para la salud humana y no pueden ser producidos por el cuerpo reciben el nombre de ácidos grasos esenciales o AGE. Como su nombre indica, estos aceites son esenciales para la salud humana y sin ellos correríamos el riesgo de padecer una enfermedad degenerativa.

Los AGE tienen algo más que un efecto mágico sobre nuestra salud y nuestro bienestar. Nuestra piel está impermeabilizada con aceite y nuestras hormonas y cerebro los utilizan como combustible. De hecho, el cerebro está constituido en más de un sesenta por ciento de grasa, lo cual hace que el insulto «cabeza grasienta» se convierta casi en un piropo. La lista de los beneficios para la especie humana de los ácidos grasos esenciales es bastante impresionante. Mejoran el estado del cabello y de la piel, ayudan en la prevención de la artritis y bajan los niveles de colesterol, y eso solo para empezar. También ayudan a prevenir las enfermedades cardiovasculares y el eczema, reducen las inflamaciones y colaboran en la transmisión de los impulsos nerviosos al cerebro. Tu cuerpo está compuesto de células diminutas y cada una de ellas demanda AGE para seguir funcionando. Y por si fuera poco, los AGE previenen la formación de coágulos de sangre.

Los dos grupos básicos de AGE son los grupos omega-3 y omega-6. Los omega-6 se encuentra en la mayoría de los frutos secos, las semillas, las legumbres y en los aceites insaturados tales como el aceite de onagra o el de sésamo. Los omega-3 se encuentra sobre todo en los pescados frescos de aguas profundas, en algunos aceites vegetales, como el de semilla de lino y el de nuez. Tu madre tenía razón: el pescado es el alimento del cerebro.

Una vez dicho esto, la única cosa que hace falta saber es que las grasas esenciales no son aptas para la cocina ya que son altamente inestables. El calor destruye los ácidos grasos y peor aún, estos resultan en agentes químicos peligrosos llamados radicales libres que, aunque lo parezcan, no son un personaje más de La guerra de las galaxias. Desde luego, es mejor cocinar con aceite de oliva, que no es un aceite esencial, sino una grasa monoinsaturada que para deteriorarse necesita alcanzar una temperatura muy elevada.

EL GURÚ DE LA GRASA

El gurú de la grasa es una persona llamada Udo Erasmus (www.udoerasmus.com) que sabe todo lo que hay que saber sobre los aceites y lo que hacen por ti. Tiene varios estudios en los que las grasas son examinadas al detalle. Afirma que los AGE deberían ser consumidos en una proporción de tres a uno a cinco a uno de omega-6 y omega-3 respectivamente. La realidad es que hoy en día consumimos una proporción de diez a uno y de veinte a uno. Tenemos todas las papeletas para darnos un trastazo en términos de salud porque nuestro cuerpo tiene que usar la proporción equivocada de combustible para hacer que nuestro organismo funcione.

¿Cuál es tu duda?

P Alguien me dijo que como orino mucho y tengo sed a menudo puedo padecer una deficiencia en AGE. ¿Puede ser verdad?

R *Podría ser, ya que sin una buena proporción o cantidad de AGE tu cuerpo no puede regular eficazmente el equilibrio de agua. El cuerpo está compuesto aproximadamente de un sesenta y seis por ciento de agua y necesitamos mantenerlo en nuestro cuerpo en lugar de dejar que se evapore. Aún así, tener mucha sed y orinar mucho puede ser un síntoma de un desequilibrio de azúcar en sangre también o incluso de diabetes.*

P Me preocupa no obtener suficiente omega-3 porque odio el pescado. ¿Hay otra fuente de la misma sustancia?

R *Sí, las semillas y sus aceites. Lee el apartado anterior para informarte sobre cuáles son las mejores semillas y aceites.*

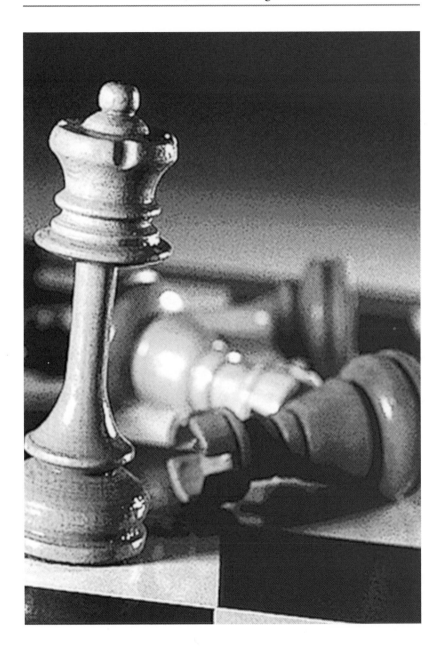

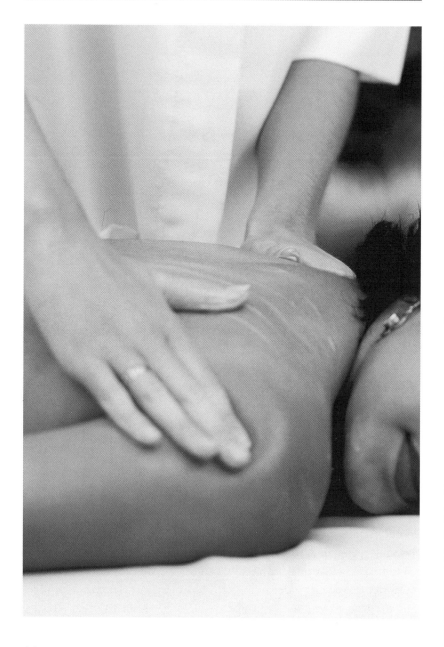

9

¿Qué me pasa doctor?

¿Cuáles crees que son los tres motivos principales de consulta de mis pacientes a diario?

El número uno es el síndrome del colon irritable (SCI). El segundo de la lista es el síndrome premenstrual (SPM), seguido muy de cerca por los trastornos por depresión y ansiedad.

La regla de oro es acudir a un médico nada más darse cuenta de que algo no anda bien. Los médicos son fabulosos formulando diagnósticos y es mucho mejor saber que te estás preocupando por una insignificancia, que dejarlo para cuando ya sea demasiado tarde. Más tarde podrás decidir qué hacer en relación al diagnóstico.

Lee todo lo que puedas sobre lo que te pasa, métete en Internet y mira lo que están haciendo otras personas sobre el tema. Llama a tus amigos y averigua qué hacer al respecto. Si has ido al médico y te han diagnosticado una enfermedad particular no te conformes. Pregúntales por qué tienen esa opinión y qué puedes hacer al respecto. Busca todas las alternativas posibles. Se trata de tu salud y de tu responsabilidad, no se la cedas a nadie. Tu salud es asunto tuyo y casi siempre estás en posición de mejorar tus circunstancias, ya sea con cambios en tu dieta o introduciendo hábitos más saludables en tu estilo de vida.

Una buena idea...

Haz únicamente una cosa hoy para mejorar tu salud. Añade una pieza de fruta a tu dieta, date un paseo o ve a una clase de yoga. Sigue haciéndolo durante un mes: es tiempo suficiente para que se convierta en un hábito. Un libro fabuloso sobre este tema es Salud total en ocho semanas de Andrew Weil, que además posee un sitio Web fabuloso en www.myoptimumhealthplan.com.

UN ARREGLO RÁPIDO

Lo que ocurre con la salud natural es que lleva un tiempo comenzar a notar sus beneficios. Debido a la tendencia de nuestra sociedad a obtener resultados rápidos, normalmente tenemos demasiada prisa por resolver el problema y seguir adelante, pero debemos entrenarnos para tomarnos nuestra salud de una manera más Zen. Nuestro eslogan debería ser «Paciencia infinita». ¿Alguna vez has observado a un monje Zen rastrillando la grava de su jardín? Incluso contemplar cómo se seca la pintura sería más emocionante ¿no? Pero para el monje la comprensión de esfuerzo y recompensa convierten todo el proceso en algo paralizante. Estamos tan acostumbrados a ir al médico, tomarnos una pastilla y curarnos que nos resulta difícil darle a la medicina natural el tiempo que necesita para funcionar. Tomarse una pastilla no nos cura, simplemente enmascara los síntomas. Con frecuencia tomarse una pastilla puede acarrearnos más problemas aunque, por supuesto, también existe un momento para tomar medicinas. En definitiva, tu cuerpo se curará a sí mismo y se pondrá mejor con un poco de ayuda por parte de un médico, un nutricionista, un homeópata, un acupuntor, o quienquiera que sea, pero que te quede claro que la persona más importante en tu equipo de salud eres tú.

La frase

«Aquellos que van muy deprisa, nunca llegan a su destino».

Dicho ZEN sobre las virtudes de la paciencia.

SENTIRSE DECAÍDO

Es posible mejorar tu estado de ánimo con la dieta. La fruta fresca y las verduras son elementos claves. Evitar los estimulantes como el té, el café y el tabaco evitará fluctuaciones de azúcar en sangre. Por otro lado, piensa en tomar un buen complejo vitamínico y un aporte de vitamina B para nutrir tu sistema nervioso.

¿Cuál es tu duda?

P Paso del estreñimiento a la diarrea. Mi médico dice que padezco el síndrome del colón irritable (SCI). ¿Qué significa esto?

R *Significa que algo irrita tu intestino. Tienes que encontrar qué es. Lo mejor es que vayas a un nutricionista diplomado que debería ser capaz de determinar la causa. A veces alguna intolerancia alimentaria es la causa, uno o más alimentos pueden estar afectando negativamente a tu intestino. A veces el trigo y la leche de vaca son los culpables, pero es mejor averiguar la causa precisa antes de llegar a ninguna conclusión. Hacer un análisis de las heces puede determinar si alguna infección de bacterias o de parásitos es la responsable. También reflexiona sobre tu nivel de estrés, ya que el estrés es una de las mayores causas de SCI en parte porque hay muchas terminaciones nerviosas en el intestino.*

P   Me vuelvo muy irritable y malhumorada cuando me voy a poner con la regla. Mi médico dice que es el SPM. ¿Puedo hacer algo para remediarlo?

R   *Mejorar tu dieta te ayudaría mucho, añade muchas frutas y verduras. Asegúrate de que estás tomando muchos ácidos grasos esenciales que se encuentran en los pescados azules, los frutos secos y las semillas. Muele algunos frutos secos y semillas y pónselos a tus cereales del desayuno (altos en zinc, magnesio y AGE). Podrías pensar en tomar un complejo de vitaminas del grupo B alto, sobre todo B6 en su forma activa. El aceite de onagra, el de borraja y el de semilla de grosella son una buena fuente de los aceites grasos esenciales que necesitas.*

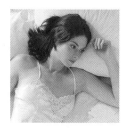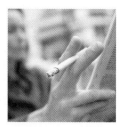

10

A flor de piel

Con una buena nutrición y escaso esfuerzo puedes conseguir una piel espléndida en poco tiempo.

Si coincides en algo con el resto de la población, le darás algo de importancia a tu aspecto. Nos preocupamos mucho por nuestra imagen y, por consiguiente, también por el estado de nuestra piel.

TUTTI FRUTTI

No hace falta que te diga que la fruta y las verduras son el ingrediente esencial de una piel sana y juvenil. La razón de ello es que contienen muchas vitaminas y minerales y, por lo tanto, realizan una función antioxidante. Los antioxidantes reducen las reacciones causadas por los radicales libres, que son moléculas inestables que surgen como resultado del estrés, la polución y ciertas comidas. Los «radicales libres» (suena al nombre del partido político al que todos deberíamos votar) no son precisamente beneficiosos para nuestra salud, al tratarse sustancias electroquímicamente inestables que, en última instancia, pueden ser la causa de enfermedades degenerativas como el cáncer y de las enfermedades del corazón, sin mencionar el envejecimiento prematuro (que es donde tu piel entra en juego). Las principales vitaminas antioxidantes son las vitaminas A, C y E junto con los minerales selenio, manganeso y zinc. Algunas vitaminas B también tienen propiedades antioxidantes junto con algunos aminoácidos (componente fundamental de las proteínas). La mayoría de estos importantes minerales pueden encontrarse en una dieta a base de alimentos frescos e integrales.

Una buena idea...

Intenta consumir al menos cinco raciones de fruta y de verduras todos los días. Y cuanto más colorido mejor: prueba con los pimientos rojos, los amarillos, los verdes, la lombarda, el boniato, etc. De esta manera puedes conseguir los antioxidantes que te ayudarán a prevenir los efectos de la contaminación. Asegúrate de comprar alimentos ecológicos para no aumentar la cantidad de productos tóxicos que ingieres.

Las bayas, las frutas y las verduras de color rojo y azulado son particularmente buenas porque están repletas de antioxidantes y contienen un grupo de flavonoides llamados antocianidinas que se creen que son mucho más poderosas que la vitamina E. Los antioxidantes a veces operan juntos. Por ejemplo, las vitaminas C y E trabajan juntas, la vitamina C permite a la vitamina E ser reciclada en el cuerpo de manera que pueda continuar trabajando durante más tiempo.

HIDRATA TU CARA A DIARIO

Beber agua fresca y pura ayuda a que tu organismo elimine las toxinas e hidrata las células que trasportan los nutrientes esenciales a cada parte del cuerpo. Probablemente no hacía falta que te dijera nada. Intenta beber unos dos litros de agua diariamente. No te excedas tampoco, porque podrías acabar eliminando minerales de tu sistema, especialmente si estás tragando mucha de una sola vez en lugar de beber a pequeños sorbos.

Otra idea más...

Algunas ideas relacionadas que puedes consultar son la IDEA 8, *¡Puedo comer grasa!*, la IDEA 36, *A vueltas con la piel*, y la IDEA 6, *Verde que te quiero verde.*

¿VIVA LA GRASA?

El otro ingrediente esencial para una piel saludable es la grasa. No las grasas en su sentido tradicional, sino los ácidos grasos esenciales. Hay un grupo especialmente importante: los omega-3. Los aceites grasos esenciales actúan a modo de impermeable evitando que los fluidos se escapen de las células de tu cuerpo. De esta manera, tu piel se mantiene tersa e hidratada. Haz un experimento, toma un suplemento de calidad de aceite de pescado durante tres meses (o de aceite de lino si eres vegetariano) y fíjate en la calidad de la piel en el reverso de tus manos. Verás que están mejor hidratadas.

La frase

«Toda la belleza del mundo habita bajo la piel».

RALPH VENNING

¿Cuál es tu duda?

P   Si la fruta es tan importante para mi piel, ¿cómo puedo incorporar más fruta a mi dieta?

R   *Un gran momento para aumentar el consumo de fruta es en el desayuno. Yo añado fruta a mis copos de avena; suelo comprar paquetes de arándanos, fresas y frambuesas. Asegúrate de que las lavas bien ya que suelen contener restos de pesticidas. Puedes comprar bayas congeladas en la mayoría de los supermercados y son estu-*

pendas para conseguir flavonoides. Y por supuesto, puedes comer fruta a cualquier hora del día, mi aperitivo favorito es una manzana con algunos frutos secos y semillas.

P Si voy a comer todas esas verduras, voy a tener que pasar mucho tiempo preparándolas. ¿Alguna sugerencia para hacerlo más fácil?

R *Yo he comprobado que si hago la compra el sábado y uso el domingo para prepararlo todo es mucho más fácil que intentarlo a diario durante la semana. Trocea los ingredientes principales de tu ensalada como los pimientos rojos, las cebolletas, las zanahorias y la lechuga y mételo en bolsas de auto-cierre, asegurándote bien de que todo el aire se quede fuera (un chorrito de limón ayudará a mantenerlas frescas). Aunque no es un método perfecto desde un punto de vista puristas porque siempre es mejor cortar las verduras lo más cerca posible del momento de consumirlas, en mi opinión es mejor hacer algo que no hacerlo y esta es una manera estupenda de reducir el tiempo de preparación.*

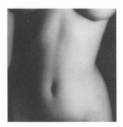
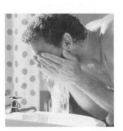

11

¡Bebe agua!

Un setenta por ciento del planeta está cubierto de agua y cuando nacemos somos agua también en un setenta por ciento. Si se lleva el look mojado, ¿por qué no bebemos suficiente agua?

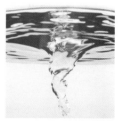

Hay formas de vida que pueden vivir sin oxígeno, pero ninguna dura mucho sin agua. Así que, ¿por qué le prestamos tan poca atención?

¿Sabes lo que no deja de impresionarme? La gente que va a un restaurante caro, se gasta una fortuna en la comida y se cree muy listo por pedir un vaso de agua del grifo. Es cierto que algunos lugares parecen cobrar más por el agua que por el vino, pero ¿acaso es una manera inteligente de ahorrar dinero? En general, el agua del grifo sabe fatal, pero como soy consciente de que esta es mi opinión personal, te animo a hacer tu propia encuesta. El vaso de agua de sabor más desagradable que jamás he bebido lo probé en Inglaterra, en la zona rural de Oxfordshire. Fue como beberse el agua de una piscina. Incluso el agua de Londres sabe mejor, a pesar de que según cuenta la leyenda, antes haya bañado, al menos, a ocho cadáveres... Sin embargo, ¿cuál es la solución?, ¿pasarse al agua embotellada?

¿FELICIDAD EMBOTELLADA?

El agua embotellada no es siempre la más pura. Hasta puede contener más bacterias que la del grifo. La mayor parte del agua del grifo, sin embargo, contendrá un cóctel de contaminantes, en su mayoría plomo, aluminio y pesticidas. Además, el etiquetado del agua embotellada deja muy claro qué es lo que estás bebiendo realmente.

Una buena idea...

Si las botellas de dos litros te espantan, prueba con las de medio litro. Si no estás acostumbrado a beber mucha agua, aumenta la cantidad de agua que bebes progresivamente: empieza bebiendo solo una botella de medio litro de agua al día. Si tienes la sensación de estar intentando hidratar un campo resquebrajado tras la sequía, añade lecitina a tu dieta, contribuirá a que tus células sean más permeables al agua.

Por norma general, el agua se puede llamar agua mineral natural, agua de manantial o agua de mesa. El agua mineral procede generalmente de una fuente subterránea y pura, donde las rocas y la tierra la han filtrado naturalmente. El agua de manantial también tiene un origen subterráneo y ha sido naturalmente filtrada, pero no es embotellada en ese mismo lugar. El agua de mesa es, sin duda, la oveja negra de la familia, dado que es la de origen más incierto y puede ser una mezcla de agua (incluida agua del grifo), así que a menos que te guste mucho el diseño de la botella puede ser que estés malgastando tu dinero. Ten cuidado con el agua de mesa o de manantial con gas porque puede llegar a sustraer los minerales vitales del cuerpo al asociarse con ellos. También ten en cuenta la proporción de minerales, recuerda que la sal (sodio) puede deshidratar el cuerpo ligeramente.

De vez en cuando, hay algún programa de televisión que muestra tipos que se han convertido en mujeres o peces macho que se han vuelto hembra. Historias de miedo aparte, la cuestión es que estamos constantemente expuestos a los xenoestrógenos (estrógenos foráneos) en nuestro ambiente y esto puede tener un efecto feminizador en nuestros cuerpos. Una fuente de estos estrógenos foráneos es el plástico, así que lo peor que puedes hacer es dejar el agua calentándose al sol en una botella de plástico. Por eso los chicos no deberían culpar de sus tetas a la cerveza (aunque el alcohol también tiene un efecto feminizador, pero esa es otra historia).

Otra idea más...

Como todos sabemos, la clave de una piel bonita es beber mucha agua. Lee la IDEA 10, *A flor de piel*.

EL AGUA FUNCIONA

Pero, ¿cuál es la mejor opción? Bueno, una solución barata es comprar una jarra con filtro, que elimina el cloro que se ha utilizado previamente para purificarla. El filtro de carbono también es una buena elección, lo unico que debes tener en cuenta es que debes cambiar el filtro regularmente para prevenir que uno viejo y gastado comience a dejar pasar las bacterias. También es importante mantener la jarra en el frigorífico.

La frase

«Agua, agua, por todas partes y ni una sola gota para beber».

SAMUEL TAYLOR COLERIDGE, La balada del viejo marinero.

Otra opción sería ponerle un filtro a tu grifo para poder usar solo agua filtrada o puedes pensar en los más caros, pero definitivamente superiores, sistemas de osmosis reversible que separan el agua de otros elementos que contiene. Esto es lo que la NASA desarrolló para sus astronautas (¡no le des muchas vueltas a por qué necesitan filtrar el agua!).

¿Cuál es tu duda?

P Bebo mucho té y café luego, ¿estoy tomando el líquido suficiente para hidratarme?

R *Me temo mucho que tu sistema no vale, porque tanto el té como el café tienen un efecto deshidratador. La acción diurética de estas bebidas significa que le quitan al cuerpo más de lo que le dan. Sé que puede ser todo un reto, pero reduce la cantidad de té y de café que tomas. Como todo lo demás es simplemente cuestión de costumbre. Al principio será difícil, pero una vez que te des cuenta de lo sediento que estás, verás que de manera natural eliges beber agua en lugar de colas. La fase en la que necesitas ir más al cuarto de baño también terminará pasando, ya que tu cuerpo absorberá el agua en lugar de expulsarla. Y dado que pasa por ti sorprendentemente deprisa, tomarla a pequeños sorbos en lugar de beber un gran vaso de una vez también te ayudará. A propósito, también te empezará a gustar el agua, en lugar de esperar que todo lo que bebas tenga algún sabor.*

P ¿Qué tal son las terapias de rehidratación y las bebidas isotónicas?

R *Deja la terapia de hidratación (una mezcla de sales y de azúcar) para cuando tengas el cólera, aunque alguna gente la utiliza como un remedio para la resaca. Las bebidas isotónicas están pensadas como una forma de conseguir que los atletas absorban agua y energía rápidamente. Algunas tienen un alto contenido en azúcar: ¡estás advertido!*

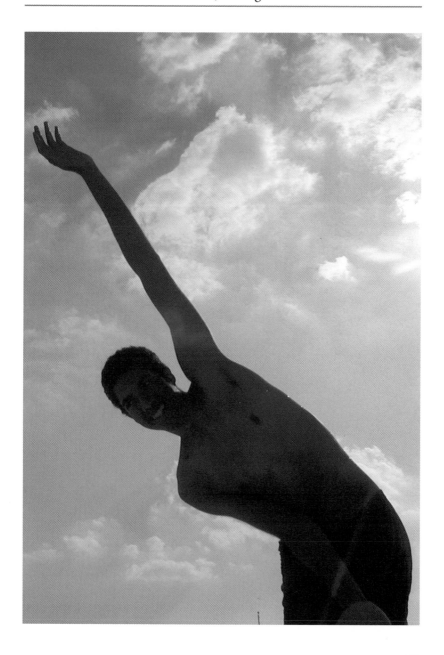

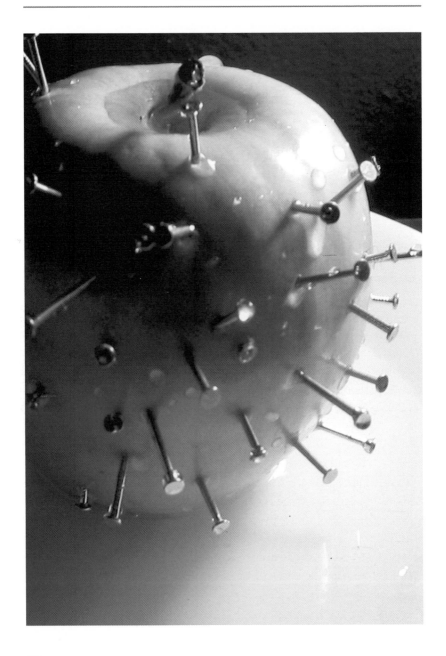

12

¿Alergias o intolerancias?

¿Es mi imaginación o todo el mundo, hoy en día, tiene alguna alergia?

Cuando digo alergias, me refiero específicamente a las llamadas alergias a los alimentos, pero ¿no has notado que las alergias por lo general están por todas partes? Parece que hoy los niños padecen con más frecuencia de fiebre de heno, eczema y urticaria. ¿Nos lo estamos imaginando o es que todo esto existe de verdad?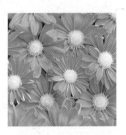

Patrick Holford, en su libro La biblia de la nutrición óptima, dice que las alergias a los alimentos afectan aproximadamente a una de cada tres personas. Así que quizás no nos lo estemos imaginando después de todo. Llegados a este punto puede merecer la pena definir lo que queremos decir al hablar de alergia alimentaria y la diferencia con la intolerancia a los alimentos, aunque inevitablemente las opiniones difieren sobre cuáles son los verdaderos mecanismos que hay detrás de algunas reacciones a ellos.

Una intolerancia alimentaria a veces es bastante difícil de identificar, pues las manifestaciones pueden ocurrir mucho tiempo después de que el alimento haya sido ingerido. Los síntomas pueden ir desde malestar de estómago hasta una sensación general de asco o simplemente confusión, cansancio u otras bastante peores. Algunos expertos creen que no hay que irse muy lejos para encontrar alimentos que produzcan una intolerancia alimentaria. Los alimentos más cotidianos suelen ser sus causantes. Normalmente el trigo es considerado el principal culpable, pero otros son el gluten, los productos lácteos y los huevos. La razón por la cual algunos alimentos nos afectan es todavía objeto de discusión en algunos círculos, pero una teoría es que grandes partículas de alimentos, no totalmente digeridas por nuestro organismo, circulan por el cuerpo causando una respuesta inflamatoria que afecta a los neurotransmisores. Otra teoría es que como con frecuencia nos apetece tomar los alimentos que nos hacen más daño, el cuerpo desarrolla una respuesta parecida a la de la adicción a estas comidas que actúan como opiáceos naturales: estupendo cuando las estás comiendo, pero terrible cuando sufres el bajón inevitable que te deja con ganas de más.

Una buena idea...

Para identificar los alimentos que pueden tener un efecto negativo en ti, lleva un registro de comidas durante una semana. Apunta lo que comes y cuándo lo comes, después evalúa cómo te sientes. Ten en cuenta si te sientes deprimido o ansioso. Tu corazón también puede empezar a latir aparentemente más deprisa. Elimina cualquier comida sospechosa y sustitúyela por otra. Por ejemplo, sustituye el trigo por el pan de centeno. Piensa en ponerte al habla con un nutricionista diplomado para que te asesore durante este proceso.

La mejor manera de averiguar si tienes alguna intolerancia es evitar la comida sospechosa durante cuatro semanas. Puedes intentar también eliminar el trigo, el gluten, los lácteos, los fermentados, el chocolate o los huevos. Debes encontrar alternativas para reemplazar los alimentos eliminados y suprimirlos uno a uno para evitar la sensación de hambre. Reintroduce el alimento una vez pasadas las cuatro semanas y comprueba cómo reacciona tu pulso. Ingiere ese alimento en concreto, así sabrás si fue el causante de tu reacción. Por ejemplo, si lo que eliminaste fueron los huevos, toma una buena ración de huevos revueltos y tómate el pulso antes y después a intervalos de quince, treinta y sesenta minutos. Si sufres de intolerancia notarás que tu pulso se acelera. Toma nota de cualquier otra reacción.

Otra idea más...

Puede ser que quieras probar con la desintoxicación de la IDEA 13, *¡Desintoxícate!*

Normalmente una alergia alimentaria se manifiesta de manera mucho más inmediata. Produce una respuesta inmunológica del organismo que normalmente se manifiesta en urticaria, erupciones, eczemas, dificultades para respirar, migraña o vómitos. Normalmente es bastante fácil rastrear al culpable, ya que la reacción aparece poco tiempo después de haber tomado el alimento.

Algunos tipos de alergias muy graves pueden poner en peligro la vida del que las sufre. Una persona puede morirse si su reacción a una sustancia (la de los cacahuetes es bastante frecuente) es lo suficientemente grave como para tener un shock anafiláctico y las víctimas tienen que ser trasladadas a un hospital inmediatamente. Las personas que tiene riesgo de sufrirlo suelen portar inyecciones de adrenalina que han de ser administradas inmediatamente para evitar consecuencias letales.

La frase

«El alimento de un hombre es el veneno de otro».

LUCRECIO

¿Cuál es tu duda?

P Me pongo terriblemente hinchado después de comer, especialmente por la noche. ¿Alguna sugerencia?

R *Lo mejor que puedes hacer es pedir consejo a un nutricionista diplomado, pero merece la pena evitar el trigo durante una semana y ver qué tal te sientes. Esto no significa que te mueras de hambre, ya que hay cientos de sustitutos posibles como el centeno, el arroz o el mijo. Una vez tuve una clienta que tomaba cereales para el desayuno, un sándwich para almorzar y pasta para cenar. Indudablemente no era una dieta variada en absoluto. De hecho era casi una «monodieta» a base de trigo.*

P ¿Cómo se pueden evitar las intolerancias alimentarias? ¿Puedo impedir su desarrollo?

R *La clave está en comer una gran variedad de alimentos. No seas rutinario con tus comidas. El desayuno es uno de los más difíciles de cambiar porque como nos coge medio adormilados nos resulta más cómodo tomar lo mismo a diario. Sin embargo, prueba una mezcla de yogur con frutos secos y semillas, tostadas de centeno, huevos, gachas de mijo o de avena. Algunos de mis clientes más valientes incluso toman sardinas en lata con tostadas por las mañanas.*

P ¿Hay algo más con lo que deba tener cuidado?

R *De nuevo puedes acudir a un nutricionista para que te ayude a identificar los alimentos que pueden estar haciéndote daño, pero los productos lácteos son con frecuencia alérgenos sobre todo si sufres de problemas en las mucosas. Intenta consumir productos de cabra o de oveja en su lugar y observa cómo te sientes. Al menos esto supondrá ya un cambio y asegurará que tu dieta es más variada. Hoy en día hay muchas alternativas a los lácteos, incluidas la leche de arroz, la de almendras y la de avellanas (pero no des este tipo de leche a un niño porque no están indicadas para su alimentación).*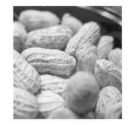

13

¡Desintoxícate!

Como reacción contra el movimiento de la dieta de desintoxicación, alguien a quien conozco hizo una dieta de intoxicación durante la temporada de fútbol. Su método consistía en beber varias pintas de cerveza. Los medios de comunicación nos recuerdan con frecuencia que todas las estrellas de cine se han desintoxicado, pero ¿qué implica esto?

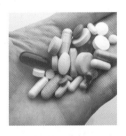

Hacer una dieta de desintoxicación no es tan fácil como imaginas. Lo que realmente significa desintoxicarse para ti depende de en qué punto de tu dieta estés ahora mismo. Si bebes mucho alcohol, simplemente eliminar la bebida durante unos días puede ser una dieta desintoxicante. Para alguien que ya sigue una dieta bastante pura, sin embargo, eliminar el trigo y la leche de vaca puede ser desintoxicante. Hacer un balance de donde estás es importante porque si te desintoxicas demasiado deprisa puedes experimentar síntomas desagradables como dolor de cabeza, falta de energía o sentirte mal en general. No pienses en hacer una desintoxicación si tienes una semana importante en el trabajo porque puede ser que tu cabeza no reaccione como quisieras.

¿POR QUÉ HACERLO?

¿Por qué deberíamos desintoxicarnos? ¿No es un trabajo muy duro? Nuestro cuerpo está en un estado de renovación constante a nivel celular, pero si hay una sobrecarga de toxinas, ya sea a través de los alimentos o por causas medioambientales, nuestro cuerpo tiene que librarse de ellas y esto supone un esfuerzo extra para los riñones y el hígado, y roba energía que de otra forma podría ser usada para vivir. Una dieta de desintoxicación nos permite dejar de sobrecargar el cuerpo con sustancias dañinas y, al darle al cuerpo los nutrientes adecuados, favorecemos la eliminación de toxinas y promovemos la renovación celular.

EL CALENTAMIENTO PREVIO

Si te da miedo pasarte el día mareado, debes empezar poco a poco a lo largo de un periodo de tiempo de un mes de duración. Elige la primera semana para eliminar el café, el chocolate y las bebidas con cafeína (bebidas de cola) sustituyéndolos por agua en abundancia e infusiones. Durante la segunda semana intenta eliminar los productos del trigo (los pastelillos, las galletas, la pasta) y sustitúyelos por pan de centeno u otros cereales como el arroz integral, la quinoa, el alforfón o el mijo. La tercera semana intenta sustituir la leche de vaca y sus derivados por productos de la oveja o de la cabra. Y en la cuarta semana aumenta la cantidad de agua que consumes hasta al menos dos litros de agua al día y evita el alcohol.

Otra idea más...

La IDEA 6, *Verde que te quiero verde*, la IDEA 7, *Los superalimentos*, y la IDEA 34, *El balneario en casa*, son de lectura recomendada.

Puede ser que también quieras actuar frente a las toxinas medio ambientales e intentes evitarlas durante una temporada. ¿Eres fumador? ¿Utilizas habitualmente aerosoles en forma de spray? ¿Te automedicas (por ejemplo para un dolor de cabeza)? ¿Estás expuesto al humo de los automóviles? Si eres aficionado al ciclismo piensa en utilizar una mascarilla para filtrar los humos.

La frase

«El mundo es redondo y el lugar que puede parece el último puede ser también el comienzo».

IVY BAKER PRIEST

¿Cuál es tu duda?

P Quiero llegar más lejos con mi desintoxicación. ¿Alguna sugerencia?

R *Empieza con el calentamiento descrito antes de forma que cuando lo lleves un poco más allá no experimentes reacciones desagradables. Después continúa evitando el trigo, el alcohol, la leche de vaca y la cafeína. Tómate una semana libre en el trabajo si es posible y disfruta realmente de tu experiencia. Haz la compra para estar preparado antes de empezar. Necesitarás mucha fruta fresca, incluidos limones y verduras. También compra zumos de vegetales (las remolachas y las zanahorias son buenas, el tomate no), el mijo (un tipo de cereal alcalino y muy desintoxicante) y el arroz integral. Si tu presupuesto se lo puede permitir añade un buen suplemento antioxidante (consulta en tu farmacia o en tu herbolario), algunas semillas de lino y un gran superalimento. Comienza el día bebiendo una mezcla de zumo de limón y agua caliente y haz algo de yoga o ejercicios de stretching si es posible. El desayuno debería consistir en gachas de mijo hechas con agua, con algunas bayas y frutas. Bebe mucha agua e infusiones a lo largo del día. Como almuerzo toma una gran ensalada de muchos colores, verdes, naranjas, rojos. Para cenar bastará con verduras al vapor y una pequeña porción de arroz integral. Antes de acostarte haz ejercicios de respiración. Comprueba lo bien que te sientes en una se-*

mana. Descansa mucho durante los primeros días, podrías notar una reacción purificadora que te hiciera sentir más cansado de lo habitual, pero pasará.

P ¿Cuántas veces te desintoxicas?

R *Prefiero desintoxicarme al principio de cada estación. Algunas personas utilizan los domingos para hacer una mini desintoxicación consistente en comidas más ligeras o incluso en un ayuno a base de zumos vegetales (nunca de tomate) a lo largo del día, terminando con verduras al vapor para cenar.*

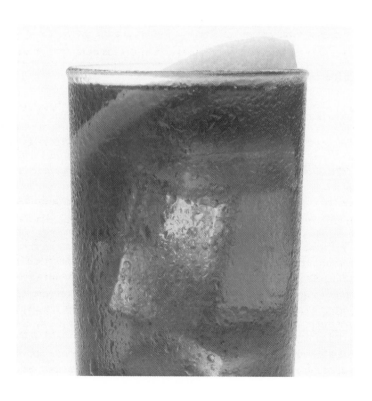

14

¿Hay química entre nosotros?

No podemos evitar entrar en contacto con todos los productos químicos creados por el ser humano. Sin embargo, sí podemos optar por alternativas para muchos de ellos.

No hay motivo para volverse paranoico. Vivimos en el siglo XXI y no hay vuelta atrás, por mucho que queramos. Necesitamos manejar la cantidad de sustancias químicas fabricadas por el hombre que ingerimos y pensar en formas para evitar exponer nuestro cuerpo a ellas a diario.

La cuestión es que la exposición a niveles bajos de sustancias químicas es relativamente inofensiva. Estamos rodeados de dosis bajas de sustancias químicas, desde los materiales retardantes del fuego de nuestras butacas y colchones a las toxinas de los dentífricos y los cosméticos. La continua exposición a este tipo de sustancias y el hecho de que dependamos tanto de ciertos productos es un verdadero problema, dicen algunos, y el problema va calando gota a gota. Los productos químicos lo inundan todo. Incluso la fruta y la verdura los contienen, toxinas de origen natural que protegen a la planta frente a los ataques de los insectos, los hongos, los pájaros y los animales. Día a día se dice que estos químicos sobrepasan los creados por el hombre en una proporción de veinte mil a uno. Se ha averiguado que dos tercios de los químicos hechos por el hombre son cancerígenos para las ratas y los ratones de laboratorio, pero también lo son los naturales. Pero parece que aunque la fruta y las verduras puedan contener elementos tóxicos, también contienen elementos que nos protegen contra el cáncer. Así que, en teoría, su toxicidad queda compensada por los factores protectores que proporcionan. Además existe la posibilidad de que a lo largo de millones de años nos hayamos adaptado a estas toxinas naturales, mientras que solo llevamos unos cincuenta años aproximadamente expuestos a las fabricadas por el hombre.

Una buena idea...

Reduce el número de sustancias químicas a las que estás expuesto purificando el aire que respiras. Existen purificadores de aire para la casa, el coche o incluso para cuando estés fuera de casa. www.airpur.es ofrece este tipo de aparatos, así como todo tipo de inventos para lograr un ambiente saludable.

Es tentador meter a todos en el mismo saco y olvidarse de que ha habido muchos casos en los cuales los productos químicos han salvado muchas vidas. El DDT, por ejemplo, ayudó a que una gran parte del mundo se librase del mosquito de la malaria, aunque debido a su toxicidad ahora está prohibido en muchos países.

LADY PEZ

En los sesenta algunos pescadores notaron que algo muy extraño estaba pasando con los peces que capturaban. Los machos parecían hembras y esto llevó al descubrimiento de los estrógenos ambientales (los xenoestrógenos). Es improbable que con una exposición tan baja te conviertas en un pez o pases de hombre a mujer, pero merece la pena evitar estas fuentes de xenoestrógenos allí donde sea posible. Los plásticos blandos son una fuente de ellos, así como los envoltorios de plástico de las comidas, es mejor mantener el queso dentro del frigorífico dentro de un recipiente que envuelto en papel transparente. Y tampoco es bueno dejar las botellas de agua de plástico al sol.

Otra idea más...

Si los aditivos químicos es un área que te interesa, revisa la IDEA 6, *Verde que te quiero verde.*

UN RECORRIDO POR LOS MÁS DESAGRADABLES

De manera que, ¿qué queremos decir al hablar de productos químicos de fabricación humana y qué es lo que teóricamente hacen en nuestro cuerpo?

- PCB (policlorobifenilos): sustancias químicas que pueden afectar el funcionamiento del tiroides. Se usaron sobre todo como aditivos de la pintura hasta que fueron prohibidos en los setenta, pero recientes estudios los han encontrado en grandes cantidades en los pescados azules.

- Ftalatos: usados para hacer los plásticos más flexibles, incluidos los de los muñecos. También se encuentran en los cosméticos. Las pruebas de laboratorio han demostrado que afectan a la cantidad y la calidad del esperma.

- Organotins: tóxico incluso en pequeñas cantidades, sin embargo se encuentra en zapatillas de deporte, colchones, ropa de cama, moquetas y alfombras. Se sabe que estos químicos afectan al sistema inmunológico.

- Bisfenol A: se encuentra en los cosméticos.

- Triclosan: un antibiótico utilizado en algunas tablas de cortar de plástico y en elixires bucales, detergentes, cremas y lociones. Este químico se almacena en el cuerpo durante mucho tiempo.

La frase

«Cuanto más podamos centrar nuestra atención en las maravillas y realidades del universo que nos rodean, menos gusto tendremos por la destrucción».

RACHEL CARSON, autora de Primavera silenciosa, uno de los primeros libros que expuso los posibles peligros de los químicos modernos.

¿Cuál es tu duda?

P Todo esto del no a los químicos está muy bien, pero no encuentro las alternativas naturales muy eficaces.

R *Podrías probar Ecover (www.ecodeter.com) con una selección maravillosa de productos respetuosos con el medioambiente para usar en el hogar. Los encuentro muy eficaces y me cambié a su estupendo detergente hace años. Una marca que tiene buena reputación es Eco-lino (ver críticas en la sección «Ecología práctica» del portal www.terra.org).*

P ¿Y para limpiarme la cara? ¿Hay algún producto bueno?

R *Yo uso o Dr Hauschka, que es delicioso y aparentemente usado por las top models (www.drhauschka.co.uk) o Jurlique, una empresa australiana que usa hierbas cultivadas biodinámica y orgánicamente (ecológicamente) sin usar alquitranes ni betunes en sus productos (www.jurlique.com.au).*

P ¿Cómo puedo evitar entrar en contacto con los productos químicos creados por el hombre?

R *No puedes, así que deja de preocuparte. El truco está en no exponerse más de la cuenta a ellos. Si estás limpiando el cuarto de baño con químicos domésticos, asegúrate de que hay buena ventilación, abre la puerta y las ventanas e intenta no respirar encima de las superficies tratadas con ellos. Después de años de estar en contacto con este tipo de productos mi limpiadora es alérgica a casi todas las sustancias químicas, le lloran los ojos y no puede evitar estornudar. Tiene que llevar una mascarilla o usar productos naturales no tóxicos. ¡De manera que es vital evitar correr riesgos antes de llegar a algo parecido!*

15

¡Ponte en forma!

Una pérdida de peso es para toda la vida, no solo para después de las navidades...

La industria de las dietas mueve millones precisamente porque las dietas no funcionan. Si lo hicieran todos los grupos de apoyo para adelgazar se quedarían sin trabajo, ya que su negocio se basa en los que repiten. En lugar de pensar en una dieta a corto plazo, encuentra una manera de comer para toda la vida que funcione y que no te haga sentir que te estás perdiendo algo.

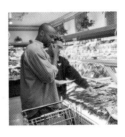

El problema con la mayoría de las dietas es que requieren demasiada organización, tiempo, concentración y esfuerzo para contar las calorías y el tamaño de las raciones. Las dietas implican estar pensando en la comida todo el tiempo y, como resultado, comemos más o cedemos bajo la presión que suponen y nos zampamos quince chocolatinas de golpe. Por supuesto, seguro engordas si te comes una tarrina de manteca, que es grasa pura, o un sándwich con montones de mantequilla de cacahuete todos los días. ¡Tuve un cliente que antes de venir a verme se tomaba esto todos los días! Parte de la ecuación del aumento de peso son las calorías consumidas versus las calorías gastadas, pero esto es solo parte del rompecabezas. Piensa en toda esa gente odiosa que come exactamente lo que quiere y cuando quiere y no pone ni un solo gramo. ¿No la detestas? Son la prueba de que hay algo más que tener en cuenta.

Una buena idea...

Si de verdad estás convencido de que quieres perder peso, ¿por qué no te centras en ello durante una semana? Comienza por actuar tal y como quieres seguir haciéndolo y tira a la basura los paquetes de comida poco saludable que guardas en la despensa y en el frigorífico. Después compra todo lo que necesitas: comida fresca y productos básicos como las lentejas, los garbanzos y el arroz integral. Desayuna a base de copos de avena con fruta fresca y yogur, o huevos y tostadas de pan de centeno. Para comer, prueba con una gran ensalada con todos los aditamentos pero no te pases con el aliño, ponle solo un poquito de aceite de oliva y zumo de limón. Termina el día con algo como pescado a la plancha con brócoli. Si te entra hambre, un poco de proteína a base de frutos secos y semillas bastará.

Este algo más no es solo un factor sino muchos. La regulación intestinal, los niveles de levadura en nuestro organismo, cómo funciona tu sistema inmunológico y tu funcionamiento hormonal (incluido el del tiroides) pueden tener un impacto en tu metabolismo y en cómo procesas los alimentos que estás tomando. Claro que puede ocurrir que estés comiendo los alimentos menos adecuados y en cantidades excesivas, pero puede tratarse de otra cosa también y esto lo puede diagnosticar mejor tu médico y tu endocrino.

Pero dejémonos de tanto hablar. La mala noticia es que el cambio supone con frecuencia mucho trabajo porque implica hacer algo diferente. Se trata de aplicar la hoy en día poco célebre «disciplina», algo que aterroriza a la gente, aunque simplemente significa llevar un plan de comida saludable la mayor parte de las veces y de vez en cuando, si te apetece, saltártelo.

El truco está en ingerir alimentos que se quemen lentamente para darte energía de manera constante a lo largo del día. Las que se queman deprisa aumentan rápidamente los niveles de azúcar en sangre haciendo que la insulina, una hormona que disminuye el azúcar en sangre, se segregue rápidamente en el organismo. La consiguiente bajada de azúcar en sangre provoca somnolencia. Los alimentos refinados (pan blanco, arroz blanco, patatas, etc.) se queman con rapidez; las baguettes, por ejemplo, son como una inyección de gasolina instantánea porque se convierten en azúcar a gran velocidad.

Otra idea más...

Ya que estás en ello, repasa la IDEA 3, *Recupera la energía* y la IDEA 2, *¿Qué es eso de la digestión?*

Además de reducir el azúcar en sangre, la insulina también almacena grasa, por eso puedes engordar si tu nivel de azúcar en sangre baja y sube como un yo-yo. Necesitas tomar alimentos ricos en fibra (como las verduras), cereales integrales (normalmente de color oscuro), proteína magra, ácidos grasos esenciales (la pista está en el nombre) e hidratos de carbono complejos de combustión lenta. Reducir los estimulantes como el té y el café de la dieta también te ayudará a controlar los altibajos de azúcar en sangre. Dicho de manera simple, no comas alimentos refinados con ingredientes excesivamente procesados, lo que significa más o menos cualquier cosa que venga en una caja. Ahora piensa si estás preparado para el Secreto de la Vida: ¡los alimentos no refinados y saludables tienden a ser alimentos bajos en calorías! Ahí queda eso.

Casi se me olvidaba. ¡Es mejor hacer algo de ejercicio también! Además de las razones termodinámicas obvias, el ejercicio ayuda al mejor desarrollo de las funciones metabólicas: la respiración, la digestión y la circulación. Es como quien tiene un coche muy potente. No dejes que se oxide en el garaje, tienes que llevártelo a dar una vuelta. Proporciónale a tu cuerpo el combustible adecuado y marchará la mar de bien.

La frase

«Estar en buena forma física no es solo una de las claves más importantes para un cuerpo sano, es la base de la actividad intelectual creativa y dinámica».

JOHN F. KENNEDY

¿Cuál es tu duda?

P ¿Cómo sé si un alimento es de combustión lenta o rápida?

R *No te obsesiones con esto. Básicamente las proteínas, las verduras que no son a base de féculas y los cereales integrales (cereales no refinados) son de combustión lenta, y los muy refinados como el pan blanco, los zumos de frutas (¡piensa en todo ese azúcar!) y las féculas como las patatas, la rutabaga (de la familia del nabo) o el nabo son, por así decirlo, de combustión rápida. Obviamente el azúcar recibe un no rotundo.*

P Estoy acostumbrada a recuperar las fuerzas por la tarde con un café y un trocito de chocolate. ¿Está mal?

R *Piensa en ello como si se tratase de elegir entre ser un corredor de fondo que corre a un ritmo constante todo el tiempo, o un velocista que hace una salida explosiva y se para poco después. No hay duda de que una chocolatina y un café con azúcar harán que el azúcar en sangre suba y te pondrán a tono, pero, como otras tantas veces, acabarás mucho más abajo de donde estabas. Parte del arte de estar bien reside en saber controlar esas subidas y bajadas.*

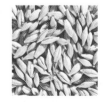

16

Etiquetas, ¡qué pesadilla!

¿Alguna vez te has parado a mirar el reverso de un paquete de comida y te has preguntado dónde estaba la verdadera comida?

La lista de ingredientes de algunos productos los hace parecer pienso para marcianos. Y es que muchos de esos maravillosos y extraños nombres no son, ni de lejos, cosas que usarías al preparar tu comida.

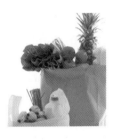

Los fabricantes de comida parecen preferir ahora estos largos nombres a los omnipresentes números E a medida que cada vez más consumidores se dan cuenta de que la E quiere decir aditivos.

Las etiquetas de los alimentos pueden ser muy confusas. La primera regla de oro es que si la lista de ingredientes apenas cabe en la parte posterior del paquete, es mejor devolverlo a la estantería donde lo encontraste. La segunda es que deberías reconocer el ingrediente principal y si no es así, o es algo como el azúcar, has de recapacitar sobre tu elección. Las palabras «comida basura» deberían acudir a tu mente.

¡CUIDADO CON EL MONSTRUO DEL AZÚCAR!

La que de verdad hay que vigilar es el azúcar, ya que adopta todo tipo de disfraces: glucosa, fructosa, lactosa o maltosa y, por supuesto, siempre está la miel. Ten cuidado también con otros tipos de azúcar como sorbitol, xilitol, manitol e isomaltosa. La más escondida es la que aparece en el jarabe de maíz de alta fructosa (dextrosa), que no es el mismo tipo de azúcar que se encuentra en la fruta sino que se extrae al procesar la maizena para extraer la glucosa. Es más barata y más dulce que el azúcar y, por ende, una de las favoritas de los fabricantes de alimentos. Las salsas, los chicles, las bebidas de frutas, las frutas en conserva, los productos lácteos, las confituras, los caramelos, el pan, el beicon y la cerveza son sus escondrijos favoritos. Desafortunadamente, aunque a los fabricantes de alimentos les venga bien, nuestros cuerpos la utilizan para convertirla en un combustible eficaz y se metaliza fácilmente como grasa. Y justo cuando pensabas que habíamos acabado con el azúcar, ¿adivinas? Hay muchas más formas de ella, como el aspartamo (E951) que es ciento ochenta veces más dulce que el azúcar. Sus ingredientes fundamentales son el ácido aspártico, la fenilalanina y el metanol y a pesar de que los dos primeros sean aminoácidos (moléculas formadoras de proteínas) en la naturaleza no se encuentran combinados de esa manera.

Una buena idea...

Prueba a leer el reverso de los paquetes de comida durante una semana. No utilices productos cuyos ingredientes no eres capaz de identificar. Ten cuidado especialmente con las grasas hidrogenadas, que pueden aparecer astutamente listadas como manteca. Se encuentra principalmente en la repostería, las galletas, la margarina y los precocinados.

ABAJO EL SALERO

La sal (cloruro sódico) aparece en cantidades generosas en los alimentos procesados y, aunque se supone que debemos tomar un máximo de dos gramos diarios según las recomendaciones de la Sociedad Española de Hipertensión (www.seh-lelha.org/), es fácil exceder estas cantidades si no lees las etiquetas. A propósito, si tomas mucha sal, comprueba tu estado de nutrición porque podrías estar bajo de zinc. Una deficiencia de zinc puede hacer que tu paladar no funcione del todo bien.

Otra idea más...

Por qué no vas contra corriente y revisas la IDEA 6, *Verde que te quiero verde*, la IDEA 7, *Los superalimentos*, y la IDEA 5, *Una cuestión interior*.

Una buena noticia: la mantequilla probablemente se sitúa por encima de su prima sintética, la margarina, si contiene grasas hidrogenadas. Las grasas de este tipo son muy parecidas al plástico, molecularmente hablando.

¿CÓMO ESTÁ TU ADICIÓN?

Todos los aditivos de los alimentos tienen su razón de ser, pero existen dudas sobre si son o no seguros. El E284 ácido bórico, sin ir más lejos, parece provocar confusión y curiosamente también se usa para eliminar las cucarachas y las hormigas. Se ha demostrado que el E321 butilhidroxitolueno (BHT) produce hemorragias en los animales, mientras que el E220 dioxido de sulfuro (conservante) puede interferir en la absorción de los nutrientes y provocar hormigueo o rubor. Además, el glutamato monosódico (GMS), que es el aditivo favorito de los restaurantes chinos, es un potenciador del sabor que puede causar problemas, desde dolor de cabeza a reacciones alérgicas, en las personas con sensibilidad a ellos. Pero los científicos todavía no se aclaran sobre hasta qué punto estas sustancias químicas afectan a nuestra salud.

La frase

«La comida es uno de los grandes placeres de la vida. Comprarla, prepararla y comerla ha unido a la gente durante siglos. Gracias a comer juntos nos relacionamos con los demás. A fin de cuentas se trata del tipo de sociedad que queremos».

FELICITY LAWRENCE, autora de un ensayo sobre la industria de la alimentación.

¿Cuál es tu duda?

P Siempre elijo productos bajos en grasas porque me preocupo por mi salud. Los yogures son mis preferidos. ¿Son seguros?

R *Aunque el yogur sea bajo en grasas, puede tener mucho azúcar; algunos yogures contienen hasta cuatro cucharaditas por envase. Otro ingrediente con el que hay que tener cuidado en los yogures es el almidón modificado que se obtiene del maíz y se utiliza como un agente de relleno barato y espesante. Absorbe el agua y, por lo tanto, proporciona un aumento de volumen. Además, para lograr que el yogur de plátano que tomas sea amarillo se suelen añadir colorantes. Y una cosa más, si en la etiqueta dice «yogur de fresa» debe tener algún contenido real de fruta, pero si dice «yogur con sabor a fresa» acabas de entrar en el reino de lo sintético.*

P Aunque mi hijo tiene un carácter encantador, a veces se vuelve loco, se pone nervioso, mal educado y no puede quedarse quieto. ¿Es algo que está comiendo o son imaginaciones mías?

R *Probablemente no sea tu imaginación en absoluto. Se ha relacionado el E102 tartrazina con la hiperactividad de los niños y se encuentra en los colorantes de color naranja.*

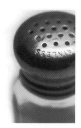

17

Comer y qué comer, esa es la cuestión

Has tomado la inteligente decisión de responsabilizarte de tu salud y de tu nutrición. ¿Y ahora qué?

Empieza por poner unos cimientos sólidos para asegurar que tus buenas intenciones llegan a buen puerto. No hay nada más estresante que cientos de «deberías» martilleando en tu cabeza, cosas como «debería comprar productos frescos en lugar de comidas preparadas».

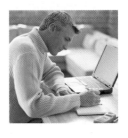

Mi primer consejo es que pongas por escrito todos estos «deberías» para que puedas dejar de preocuparte. Divide tus «deberías» en secciones, como «deberías de dieta», «deberías de ejercicio» y «deberías antiestrés». Clasifica cada «debería» según un orden de prioridades que vaya del uno al tres y agrupa los que más puntúen primero. De manera que si «debería dejar de tomar nueve tazas de café al día» es más prioritario que «debería dejar de comer ese trozo de chocolate extra» ponle un tres y conviértelo en algo a lo que te enfrentarás este mes. Intenta solo ocuparte de tres «deberías» al mes, si son demasiados no los cumplirás. Lleva a cabo los que obtengan una puntuación más alta antes de ocuparte de los que puntúen más bajo.

Elige un día para comenzar tu nuevo «yo» saludable, pero que no sea un lunes porque es muy deprimente empezar algo al principio de la semana, sobre todo teniendo el fin de semana tan lejos. Concéntrate en un solo mes y repítete que lo cumplirás durante ese mes. De esta forma, no sentirás que lo que vas a hacer durará para siempre. Si piensas que algo va a ser para siempre, tenderás a rebelarte contra ello y es menos probable que lo cumplas.

Una buena idea...

Lo primero que tienes que hacer es revisar tu despensa y deshacerte de todo lo que tenga ingredientes irreconocibles listados en su envoltorio. La regla de oro es desprenderse de cualquier ingrediente que tenga más de tres sílabas pues esto normalmente significa que es un producto químico que posiblemente no sea muy saludable. No tienes por qué tirar la comida, simplemente dásela a amigos menos preocupados por la salud a los que no les importa que el nombre de esos ingredientes esté en «chino» químico.

Una vez que te hayas deshecho de todos los paquetes viejos de comida que andaban acechándote desde tu despensa, es el momento de salir a comprar lo básico. Necesitarás algunos de los siguientes «indispensables» para comenzar:

- Copos de avena y de mijo integrales.

- Leche de arroz o de soja, ¡simplemente por cambiar!

- Arroz integral, quinoa (un tipo de cereal extravagante) y pasta sin gluten.

- Almendras, coquito o nuez del Brasil, anacardos.

- Pipas de calabaza y de girasol.

- Galletas de avena y tortitas de arroz.

- Tahini y humus.

- Aceite de oliva virgen.

- Atún en aceite de oliva.

- Lentejas y garbanzos.

- Tomate en conserva, maíz dulce, judías blancas, corazones de alcachofas.

- Hierbas secas, tamari (un tipo de salsa de soja sin trigo), aceitunas, pesto, cualquier concentrado líquido de proteínas derivado de la soja.

Estas son solo sugerencias. Probablemente quieras añadir otras cosas y suprimir todo lo que no te gusta.

Otra idea más...

Échale un vistazo a la IDEA 44, *Lo más importante: tú* y a la IDEA 47, *Hábitos que cuidan, hábitos que matan.* Y si estás estresado no vas a ser capaz de poner en orden tu plan nutricional, así que lee la IDEA 4, *Estrés, estrés y más estrés.*

También llena tu frigorífico con abundante verdura fresca. Algunos que se conservan bien son el brócoli, la coliflor, la lombarda y la col. Las verduras congeladas también pueden valer, compra guisantes y espinacas.

Una vez tuve un cliente que me preguntó por qué ponía el atún en aceite de oliva en la lista. Esto es simplemente porque detesto el atún al natural. Es como comer trocitos de madera seca. Pero cuidado, cada uno lo suyo. Si te gusta el atún al natural o te preocupan las calorías de más del aceite, entonces al natural está bien. Es como las anchoas: si hay algo que no soporto son las anchoas, pero si a ti te gustan por supuesto que puedes añadirlas a los básicos de tu despensa.

La frase

«Estás preparado».

LEMA SCOUT, si tienes todo lo que necesitas en su sitio, los cambios serán duraderos.

¿Cuál es tu duda?

P Mis intenciones son buenas, pero al tener que trabajar muchas horas nunca tengo tiempo para comprar la comida idónea. ¿Cómo puedo realizar en estas condiciones los cambios necesarios para mi nueva vida?

R *Esta es una pregunta típica, pero reflexiona sobre el equilibrio entre vida y trabajo. Odio mencionarlo pero parece resumir el tema. Tu vida está seriamente fuera de equilibrio si no eres capaz de encontrar tiempo para hacer la compra. Podrías ponerte en contacto con algún experto en coaching. Existen cursos al alcance de todos que pueden ayudarte a organizarte mejor. Prueba consultando la web de Capital Emocional (www.capitalemocional.com).*

P Normalmente, al empezar un nuevo sistema de vida soy un elefante en una cacharrería, lo cambio todo en una semana, pero a la semana siguiente estoy a medio gas. ¿Algún consejo para evitarlo?

R *En primer lugar no te avergüences nunca por bajarte del caballo de la nutrición/salud. No importa el número de veces que te bajes con tal de que te sigas subiendo. Los que no vuelven son los que fracasan. Así que ya sabes, si fallas, empieza otra vez. ¡Mañana será otro día!*
La otra cosa que debes hacer es reforzar tus hábitos de manera positiva. Páginas web como www.enbuenasmanos.com pueden ayudarte. Anima a hacer pequeños cambios a diario y tiene unas recetas estupendas e ideas sobre el ejercicio físico. Entra en ella o busca alguna similar que te sirva en tus propósitos.

18

¿Qué me apetece hoy?

Si tenemos en cuenta la cantidad de información negativa que recibimos sobre los alimentos y la dieta, es todo un milagro consigamos comer algún producto. ¿Cómo podemos liberarnos de este caos informativo y adoptar un régimen de alimentación sensato?

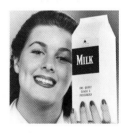

Con la cantidad de escándalos que se producen en el mundo de la ganadería, desde los pollos con fiebre aftosa hasta las vacas locas, ¿no sería más fácil alimentarse a base de pastillas como hacen en las estaciones espaciales?

Está claro que no hay que ser un genio para elegir qué comer. En el fondo de nuestro corazón todos sabemos que comer alimentos ricos en grasas y en azúcar no nos conviene. Pero son tan deliciosos, ¿verdad? El Ministerio de Sanidad promueve suficientes campañas de concienciación como para que ya estemos enterados de lo que debemos comer. En algunos países, los gobiernos está estudiando imponer un impuesto sobre la grasa de la comida basura de cara a controlar el enorme problema que supone la obesidad infantil y se ha planteado también prohibir las máquinas expendedoras de las escuelas. Si nos paramos a pensar que una sola lata de coca-cola contiene treinta gramos de azúcar, no es de extrañar que los chicos compitan por el título de «Niños más gordos de la Tierra».

Una buena idea...

Durante una semana intenta tomar un desayuno diferente cada día. Podrías incluir diferentes tipos de cereales como mijo y quinoa. ¡Algunos de mis clientes toman caballa en lata y tostadas!

Cada vez que un nuevo producto alimenticio sale al mercado, el fabricante intenta aportar un valor añadido a un ingrediente simple, por ejemplo la harina, y convertirlo en algo que posee un alto valor percibido; en otras palabras, algo por lo cual pagas mucho más dinero que por la materia prima original. Los fabricantes también necesitan incorporar ingredientes que conserven el producto y eviten que sea un peligro para los consumidores. Los técnicos en alimentación añaden otros ingredientes, algunos como medidas de seguridad para el consumidor y otros por razones económicas, quizás para darle a los productos una vida más larga en las estanterías de manera que la distribución sea más fácil. Así es como ingredientes como las grasas trans o las grasas hidrogenadas, que se usan mucho en la bollería, lograron introducirse en nuestra cadena de alimentación. La Autoridad Europea de Seguridad Alimentaria asegura que las grasas trans no suponen ningún beneficio nutricional y debido a su incidencia sobre el colesterol en la sangre aumentan el riesgo de padecer una enfermedad cardiovascular. Las pruebas sugieren que los efectos adversos de las grasas trans son incluso peores que los de las grasas saturadas.

En definitiva, ¿adónde nos lleva todo esto? ¡Muy sencillo, compra y cocina los ingredientes tú mismo! Probablemente estarás pensando que no te puedes permitir emplear tu tiempo en eso, pero, si te soy franca, creo que lo que no te puedes permitir es no encontrar ese tiempo. ¡Comienza inmediatamente a invertir en tu salud! Te voy a mostrar cómo lo que te propongas será fácil de conseguir, equilibrará tu azúcar en sangre, mantendrá a raya los antojos y te llevará menos tiempo que abrir un paquete de comida precocinada. Lo prometo.

Apuesto a que tu madre siempre te dijo que el desayuno era la comida más importante del día. Y tenía razón. Te sugiero tomar algo como los copos de avena, no esos que vienen ya molidos tipo cama de hámster, sino los enteros, los que tienes que masticar. Pon dos puñados en un cuenco y añade leche ecológica, leche de arroz o leche de nuez (de almendra o de avellana). El truco está en que no hace falta cocinarlos, simplemente empapa la avena en la leche durante unos minutos y después añade trozos de fruta fresca y frutos secos. Los más atrevidos también pueden poner semillas de lino a la mezcla, son estupendas para el sistema digestivo.

El almuerzo puede consistir en una ensalada abundante y jugosa, una sopa o una patata asada con requesón. Aunque obviamente sería mucho mejor que lo preparases tú, puedes comprarlo en el lugar al que acudes a comer habitualmente. El almuerzo es con frecuencia la comida más difícil, porque posiblemente necesites tomarla cerca del trabajo. Si no encuentras nada apropiado por tu zona, una solución puede ser cocinar un poco más de cantidad la noche anterior y aprovechar lo que quede al día siguiente.

La cena resulta más sencilla porque depende enteramente de ti. Puede consistir en un filete de salmón ecológico con verduras al vapor y boniatos o un salteado o una receta a base de lentejas o garbanzos; las posibilidades son infinitas. No lleva mucho tiempo preparar un filete de pollo a la plancha o cocer una verdura. Hojea algún libro de cocina para inspirarte, no es necesario que sigas las recetas al pie de la letra, porque, a menos que estés muy metido en el tema de la cocina te puede resultar aburrido. Un fantástico libro de cocina es La biblia de la nutrición óptima de Patrick Holford y La cocina saludable de Andrew Weil.

La frase

«En la variedad está el gusto».

¡Toma nota de este dicho y varía tu rutina diaria todo lo que puedas!

¿Cuál es tu duda?

P Todo el mundo me dice que el desayuno es la comida más importante del día, pero no tengo tiempo y acabo desayunando en un bar que hay cerca de mi trabajo. ¿Puedes sugerirme alguna alternativa que sea rápida e igualmente válida?

R *Seguramente sí encuentras tiempo para hacerte un café antes de salir de casa. Si es así, también tienes tiempo de preparar un batido. Pon medio plátano en la batidora, un vaso de leche desnatada y unos puñados de fruta congelada o de bayas. Dale al botón y ahí tienes una bebida con vitaminas, energía y proteínas.*

P La hora de la comida para mí significa un sándwich o cualquier tipo de comida rápida que tenga a mano. ¿Alguna sugerencia?

R *Incluso los establecimientos de comida rápida se están empezando a plegar a la presión de ofrecer alternativas saludables incluidas ensaladas y wraps (los wraps son tortillas de maíz enrolladas rellenas de ensalada u otros ingredientes poco cocinados). Si el que hay cerca de tu trabajo no los tiene, busca una alternativa. En cuanto a los sándwiches piensa bien en lo que eliges. ¿Hay alguna alternativa con pan integral? ¿Podrías evitar el beicon y cambiarlo por verduras asadas, humus o pollo sin piel?*

19

Envejecer con estilo

Vivimos en la cultura de la juventud, pero ¡los carrozas contraatacan!

Hay grandes modelos a seguir de personas que han sabido envejecer. Solo tienes que fijarte en Joan Collins, capaz de conquistar a un hombre varias generaciones más joven que ella, y en Mick Jagger, que todavía consigue marcarse un baile con las más jóvenes de sus admiradoras.

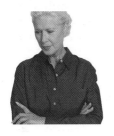

Aunque tanta perfección tiene un coste elevado, tanto en términos financieros como de mantenimiento. La cirugía plástica, que antes era el último recurso, se está convirtiendo en un lugar común. Aunque nunca me había gustado especialmente, casi cambio de opinión al ver los últimos resultados que ofrece. Sin embargo, antes de llegar al quirófano, quizás lo más sencillo sea comenzar lo antes posible con medidas preventivas.

En términos de envejecimiento, los radicales libres son el enemigo público número uno. Los radicales libres son un subproducto del metabolismo del oxígeno y son absorbidos por algunas vitaminas y también por varias de las sorprendentes enzimas del propio cuerpo. La actividad de los radicales libres se ve intensificada por la vida moderna, la contaminación ambiental, el estrés, el alcohol y la adicción al tabaco. Los héroes de la historia son las vitaminas y los minerales antioxidantes que luchan contra estos malvados elementos oxidantes y se sacrifican para poder salvarte, especialmente las vitaminas C y E, betacaroteno y selenio. ¿Y dónde puedes encontrar mayores cantidades de estos superhéroes? Estoy segura de que ya lo has averiguado. En la comida. El betacaroteno y la vitamina C proceden principalmente de la fruta fresca y de las verduras, cuanto más fuertes sean los colores y más variados mejor. La vitamina C se encuentra en los cítricos, las bayas, los pimientos, las patatas y los tomates; la vitamina E se encuentra en el germen de trigo, los frutos secos y las verduras de hoja verde; y el selenio se puede encontrar en el pescado, los espárragos y en el humilde coquito de Brasil.

Una buena idea...

Si te resistes a dejar de fumar, lo mejor que puedes hacer es tomar vitaminas y minerales antioxidantes; la fórmula de PharmatonVit es de lo más recomendable. Hoy en día existen multitud de métodos desarrollados para ayudar a dejar de fumar, incluso algunos administrados on line, prueba en www.vivirsinfumar.com.

Otra idea más...

Repasa la IDEA 11, *¡Bebe agua!*, la IDEA 7, *Los superalimentos* y la IDEA 27, *Conecta con tu lado salvaje*.

RELLENO DE FRUTAS

Hasta el gobierno nos recomienda tomar cinco raciones de fruta y verduras al día, de manera que al menos acostúmbrate a tener fruta a tu alrededor.

Pregunta en el trabajo si podrían poner una bandeja con fruta, una manera barata de hacer que los trabajadores se sientan mejor considerados. Igualmente, intenta evitar la contaminación ambiental siempre que puedas, pero sin ponerte paranoico. Por ejemplo, si vas mucho en bici por la ciudad empieza a usar una mascarilla con filtro de carbono. Piensa también que fumar es una de las maneras más rápidas de secar la fuente de la juventud. Roba tus vitaminas porque libera la cadena de daños de los radicales libres, así que dejarlo es lo mejor que puedes hacer. Limita el alcohol a tres veces por semana para que tu hígado, tu órgano de procesamiento de la contaminación, tenga unas mini vacaciones. Y asegúrate de no estar exponiéndote a muchos químicos domésticos. Compra las versiones ecológicas, sí que funcionan, ¡lo prometo! Prueba con los productos Ecodeter, que son más respetuosos con el medioambiente. Por último, reflexiona sobre los productos químicos que estás metiendo en tu cuerpo en forma de perfumes, desodorantes y cosméticos, ¡y esto no es cosa solo de mujeres! y elige alternativas más naturales como el desodorante Eco-terra o el Amodil.

La frase

«La edad cuenta más que la belleza».

Con la edad viene la sabiduría. ¿A quién le gustaría tener diecinueve años de nuevo? De acuerdo, tienes razón, yo también me apunto.

¿Cuál es tu duda?

P   No quiero ser una de esas mujeres mayores que va por ahí arrastrándose agarrada a un andador. ¿Algún consejo para evitar la rigidez de las articulaciones con el paso de los años?

R   *Afortunadamente hay muchos. En primer lugar: muévelas. Mantente flexible a base de hacer ejercicios de estiramiento. El yoga es aconsejable, pero no hace falta*

que hagas contorsiones extrañas con tu cuerpo para conseguir sus beneficios. Practi-
carlo de una manera suave también ayuda. Hacer un poco de musculación es otra
forma de proteger la densidad de tus huesos, pero otra opción es caminar durante
media hora todos los días. Por último consume aceites de pescado, pero asegúrate
de que son puros. Otras fórmulas combinadas, como MSM y glucosamina, son
también válidas.

P   ¿Tienes alguna otra fórmula para mantener la fuente de la juventud funcionando?

R   *No directamente ligada a la nutrición, pero es muy importante que mantengas tu*
forma de pensar tan flexible como tu cuerpo. Vejez es cuando alguien te propone ir
a una fiesta y dices que no porque te perderías el próximo capítulo de tu serie prefe-
rida. Vejez es cuando dices no en lugar de sí.

P   ¿Qué puedo hacer a diario para prevenir las arrugas?

R   *No te deshidrates. Las personas mayores tienen menos capacidad para conservar el*
agua en los riñones y además tienen menos sensación de sed. Así que métete en el
hábito de beber agua. Al principio te puede costar trabajo, pero muy pronto te pre-
guntarás cómo aguantabas antes. Recuerda que tomar agua en pequeños sorbos
hidrata las células, mientras que beberla toda de golpe solo te dará ganas de ir al
cuarto de baño constantemente.

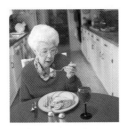
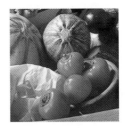

20

Nutrición: las bases

Hay tantas dietas diferentes y tantas maneras de comer que no es de extrañar que nos sintamos confundidos. He aquí una visión equilibrada de las bases de una buena nutrición.

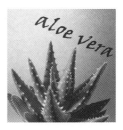

Resulta que un día la vitamina C es la fuente de salud y al siguiente es causa de cáncer. Hace un tiempo, todos nos cambiamos a la margarina, pero poco después ¡quién lo iba a decir!, nos dijeron que volviéramos a la mantequilla. Intentemos poner un poco de orden a todo esto.

Los alimentos que tomamos se pueden dividir en tres grupos de «macro» nutrientes: los hidratos de carbono, las proteínas y las grasas.

¿HIDRATOS DE CARBONO BAJO CONTROL?

El cuerpo utiliza los hidratos de carbono (carbohidratos) como su principal fuente de combustible. Los hidratos de carbono pueden dividirse en dos tipos: «los de combustión rápida» (comidas basuras, alimentos refinados, miel, alimentos dulces) y «los de combustión lenta» (cereales integrales, fruta fresca y semillas). El tipo de carbohidratos que deberías controlar son los de combustión rápida porque te dan un subidón de energía al que sigue un desagradable bajón. Y evita los tipo relámpago como el pan blanco, el arroz blanco, las tartas, las galletas y el azúcar. Los carbohidratos complejos de combustión lenta, sin embargo, deberían representar el setenta por ciento de tu dieta. Tienden a ser hidratos de carbono complejos y normalmente contienen más fibra para ralentizar la forma en que el azúcar se libera en el organismo.

Una buena idea...

Aumenta la cantidad de proteínas de origen vegetal en tu dieta, prueba con el tofu, las lentejas y los cereales como la quinoa. Si no tienes tiempo para preparar las lentejas, compra una lata de una marca ecológica (ya sé que es hacer trampa), mézclalas con tomates, aceitunas, pepino y queso feta. Comida rica y nutritiva en un santiamén.

LA PROTEÍNA PERFECTA

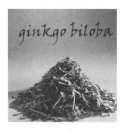

ginkgo biloba

Las proteínas contienen las moléculas constructoras (aminoácidos) que se utilizan para fabricar las enzimas, las hormonas, los anticuerpos y los neurotransmisores así como para reparar el cuerpo y para ayudar al crecimiento. Las proteínas no están solo en un tremendo bistec de carne bien jugosa. También hay fuentes vegetarianas de proteínas como las judías, el tofu, la quinoa (un tipo de cereal) y las lentejas. Deberías procurar conseguir un quince por ciento de tus calorías de las proteínas, así que intenta extraerlas de fuentes vegetarianas, que no contribuyen tanto a la formación de ácido y piensa también en algo de queso y huevos, pero sin excederte. Si comes carne, no la tomes más de tres veces a la semana.

Otra idea más...

Si esto te ha parecido interesante, échale un vistazo a la IDEA 1, *Todo lo que entra acaba saliendo...*, a la IDEA 2, *¿Qué es eso de la digestión?* y a la IDEA 8, *¡Puedo comer grasa!*

EL MIEDO A LA GRASA

De tanto repetirlo nos han inoculado el miedo a la grasa. Sin embargo, solo debemos tener cuidado con cierto tipo de grasas, no con las buenas. Existen dos tipos de grasas: las grasas saturadas (las grasas malas) y las grasas insaturadas. Las grasas saturadas no son esenciales para que el cuerpo funcione. Las grasas insaturadas a su vez se dividen en: monoinsaturadas (el aceite de oliva está en este grupo) y polinsaturadas. Algunas grasas polinsaturadas son buenas para el cerebro y en general hacen que el cuerpo trabaje eficazmente. De hecho se las conoce con el nombre de ácidos grasos esenciales (AGE), el nombre habla por sí mismo. El calor y la luz destruyen las AGE y, a pesar de los argumentos esgrimidos por algunos fabricantes, los beneficios de estas grasas tienen muchas posibilidades de desaparecer una vez que los alimentos son procesados. Deberías intentar conseguir un quince por ciento de las calorías de tu dieta a través de AGE de buena calidad. Toma cada día un suplemento de aceite de pescado puro o de semillas de lino y come muchos frutos secos y semillas. Y evita demasiadas grasas saturadas o el tipo de grasas que se encuentran en los alimentos procesados.

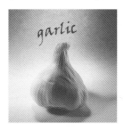

La frase

«Un hombre saludable puede aguantar sin comer dos días, pero no puede sobrevivir sin poesía».

CHARLES BAUDELAIRE

¿Cuál es tu duda?

P   Conseguir una nutrición adecuada está muy bien, pero realmente no tengo tiempo para comprar y cocinar. ¿Cómo puedo arreglarlo?

R   *Mmmm. ¡No creo que puedas hacerlo del todo! Si miras la etiqueta de cualquier precocinado, te darás cuenta de que no conoces ni la mitad de los ingredientes. Así que compra alguna comida «de verdad». Esto no es difícil. Puedes comprar pescado o pollo para toda la semana y congelarlo, eso sí, recuerda sacarlo fuera antes de ir al trabajo. Llena el frigorífico con verduras que no se estropeen rápidamente como el brócoli, la col y la lombarda y compra unos guisantes congelados. Después, cuando llegues a casa, pasa el pescado o el pollo a la plancha y prepara las verduras al vapor. ¡Más rápido que abrir esos paquetes!*

P   ¿Qué pasa con todo ese jaleo de la prensa sobre las dietas bajas en hidratos de carbono y altas en proteínas? Un amigo mío logró perder mucho peso. ¿Debería intentarlo?

R   *¡Sí, si quieres perder amigos por tener un aliento apestoso! (La halitosis es un efecto secundario de estas dietas). La teoría, en resumidas cuentas, consiste en que como los hidratos de carbono que el cuerpo no quema como energía se depositan en forma de grasa, si le das proteína y grasa, el cuerpo no depositará grasa tan rápidamente. Lee el libro La nueva revolución dietética del Dr. Atkins del Dr. Robert C. Atkins para tener su versión de la película. Este tipo de dietas tiene algunos defectos más aparte de tener que comer tanta carne, que está repleta de grasas saturadas, y ya sabemos lo que hace a nuestro corazón y a nuestras arterias. Comiendo de forma sana, perderás peso naturalmente y lo mantendrás.*

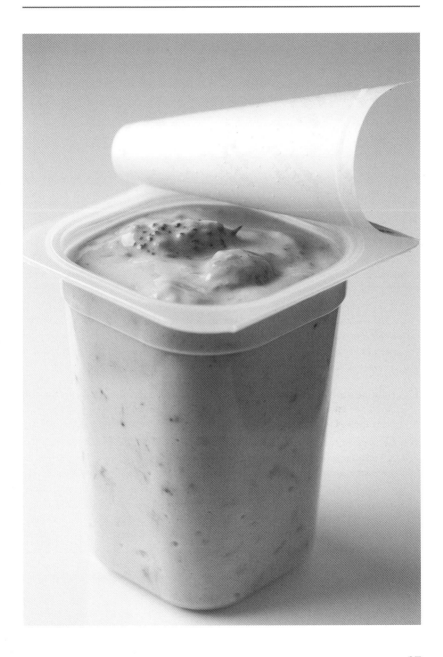

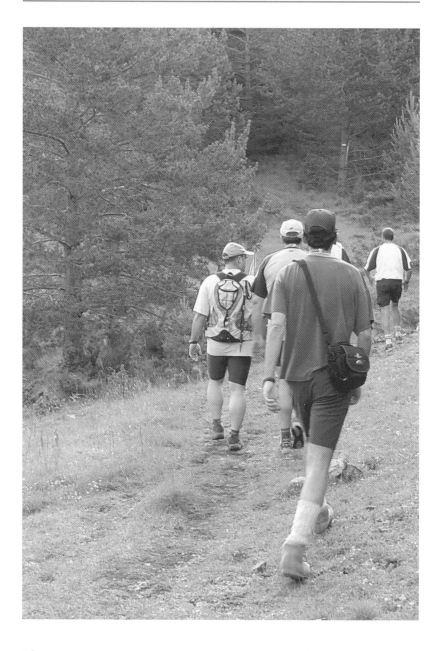

21

Sal fuera y muévete

Odio el gimnasio. Pero, ¿qué alternativas hay?

Odio la música de los gimnasios. Detesto el olor que tienen. No me gustan las máquinas y a ellas tampoco les gusto yo. En cuanto empiezo a trotar en la cinta me veo a mí mismo lanzado como el Coyote en otro intento fracasado de cazar al Correcaminos.

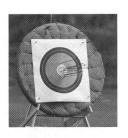

Los gimnasios no son lugares bonitos y, además, en ellos nadie habla porque todo el mundo está muy ocupado haciendo ejercicio. De acuerdo, sé que eso es lo que se supone que tienes que estar haciendo pero aún así. Además están los espejos. Todos están embebidos en su narcisismo y resulta tan deshumanizador: música alta, luces fuertes, funcionalidad, todo a mucha velocidad. Sales y entras de allí sin haber establecido ninguna conexión con la raza humana. La otra cosa obvia del gimnasio es que te matriculas y después no vas durante todo un año. Cuando por fin vas, empujado por la culpa, gastas un montón de dinero en pagar los recibos acumulados para una simple sesión. Perdona, dejaré de despotricar, pero ¿he dicho ya que no me gustan los gimnasios?

ENCAJÁLO DONDE PUEDAS

De manera que, ¿qué otras posibilidades hay? Sal y haz ejercicio fuera. No tienes por qué estar en medio de un campo maravilloso. El parque más cercano te valdrá. Utiliza los bancos para estirarte, sube todas las escaleras que encuentres y convierte las farolas en tus referencias para correr. Deja volar tu imaginación sobre todo lo que hay a tu alrededor

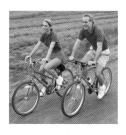

para ayudarte en tu misión. El gimnasio no es necesario para estar en forma. Ponte metas, por ejemplo contar el número de vueltas que das al parque e intentar mejorar tus tiempos en cada vuelta. Un estupendo circuito es aquel que transcurre cerca de un río o en el que atraviesas un parque, durante el cual puedes ver un montón de animales, grullas, peces, cisnes y patos, a pesar de estar en la ciudad. ¡Qué gozada!

Una buena idea...

Hacer ejercicio en casa es una manera de evitar el gimnasio. ¿Por qué no le echas un vistazo a la Técnica de Alexander (www.t-alexander.com)? Esta es una forma de ejercicio que revitaliza todo tu organismo y que solo te llevará quince minutos.

Hacer algo de ejercicio cardiovascular corriendo o caminando obviamente mejorará tu buena forma cardiovascular e incluso en la ciudad (lejos del tráfico), te beneficiarás del aire fresco que entre en tus pulmones. Hacer que el músculo del corazón trabaje es importante para conseguir que tu sistema linfático se ponga en funcionamiento. Uno de los beneficios del ejercicio aeróbico es que te protege frente a todo tipo de enfermedades, incluidos algunos tipos de cáncer y enfermedades del corazón, además de fortalecer tus huesos. Así que sal ahí fuera y muévete. Corre, trota o camina durante al menos veinte minutos todos los días.

Otra idea más...

Para más información sobre el ejercicio fuera del gimnasio ve a la IDEA 27, *Conecta con tu lado salvaje*, a la IDEA 31, *Súbete a la bicicleta*, y la IDEA 33, *¡A jugar!* También mira la IDEA 22, *Tómate el pulso.*

■ Camina a buen ritmo. Amplía la zancada cuando caminas. Para concentrarte de verdad en ello, carga tu iPod con tu música favorita.

■ Salta más alto. Saltar a la comba es una forma maravillosa de poner tu corazón en marcha. Al parecer, saltar a la cuerda quema las mismas calorías que correr durante una milla. Pero tienes que hacerlo con ganas. Nada de medias tintas.

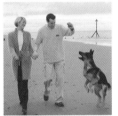

■ Calienta y relaja. No olvides estirar al principio y al final de tus entrenamientos. Los músculos estirados y calientes se lesionan con menos facilidad.

La frase

«Estoy en sintonía con la naturaleza».

WOODY ALLEN

¿Cuál es tu duda?

P ¿Cómo puedo estar seguro de que me pongo la ropa (el equipo) y salgo por la puerta?

R *Yo me soborno a mí misma. Tengo mi horario de actividades deportivas pegado en el frigorífico y voy marcando los días en que cumplo mis objetivos. Dos carreras, dos paseos, un yoga y un día de natación. Si soy capaz de hacerlo durante un mes* *sin ninguna excepción me permito un capricho (mi preferido es un masaje). Si meto la pata aunque sea solo una vez en el mes, no hay capricho.*

P Me estoy aburriendo de hacer siempre el mismo circuito.

R *Yo también, pero lo que hago es hacerlo al revés o durante el fin de semana hago una carrera o un paseo más largo y me aseguro de pasar por una zona nueva. No te limites a tu vecindario. Llama a amigos de otras zonas y planea caminar/correr con ellos por su barrio. Al incorporar estos cambios, cuando te toque hacer tu circuito de siempre no te resultará tan aburrido.*

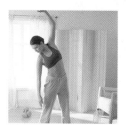
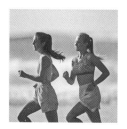
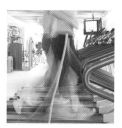

22

Tómate el pulso

¿Odias correr o hacer jogging y ver toda esa carne moviéndose arriba y abajo?

Si tuvieras que mirarte en un espejo mientras estás haciendo deporte y vieras tu cara constreñida de dolor, con la lengua fuera por el esfuerzo, seguro que te entrarían ganas de tirar tus zapatillas de deporte e irte de cabeza al sofá.

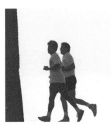

Bueno, así era como era yo hasta que me convertí como San Pablo. La solución, consigue un pulsómetro. ¡Ahora! No hay excusas. En mi experiencia, esta es la única manera de correr sin sucumbir ante el esfuerzo. Te ejercitas según tu estado de forma y no intentas ir más deprisa de la cuenta antes de estar preparado. Puedes comprar un pulsómetro en www.fitness-kit.com o en cualquier buena tienda de deportes. Algunos gimnasios también los venden.

Un pulsómetro tiene dos partes: una banda que se ajusta en el pecho y un reloj deportivo. La banda lee tu ritmo cardiaco que aparece reflejado en el reloj. De esta manera puedes saber si tu entrenamiento es excesivo o no. Hace unos años, decidí ponerme el pulsómetro en casa mientras hacía algunas tareas domésticas. Me di cuenta de que mi forma física necesitaba atención urgente al comprobar que mi pulso mientras pelaba una zanahoria se ponía por las nubes.

Una buena idea...

Prueba con estos dos libros estupendos que te enseñan a hacer deporte con un pulsómetro: *Preparación física con pulsómetro* de Neil Craig y *Educación física y deportiva con el pulsómetro* de Claude Müller. Además, si de verdad te va esto puedes comprar un pulsómetro que te permita fijar zonas de entrenamiento. Sonará una alarma en cuanto te salgas de la zona seleccionada. En otras palabras, tu reloj te dirá si te estás relajando demasiado o si estás corriendo más deprisa de la cuenta.

No elijas los pulsómetros más sofisticados para empezar (con lucecitas, botones y toda clase de sonidos). Hay algunos que te dirán las calorías consumidas, lo lejos que has ido y tendrán registrados todo tipo de cosas que a lo mejor no te hacen falta. Si eres nuevo en el mundo de los pulsómetros compra un modelo básico como el Polar A3. Siempre lo puedes cambiar por uno mejor si te enganchas. Como puedes imaginar, hay cientos de modelos para satisfacer a todos los públicos.

La frase

«La mente lo es todo, los músculos, meros trozos de goma. Todo lo que soy se lo debo a mi mente».

Paavo Nurmi, nueve veces medallista olímpico.

EL MOVIMIENTO SE DEMUESTRA ANDANDO

Caminar es una forma sensacional de empezar. Es la más segura. Para empezar todos sabemos cómo hacerlo. La intensidad es baja pero es estupenda para quemar grasas. Caminar es también desestresante y no requiere un equipo muy caro, solo ponerse unas zapatillas de deporte, el pulsómetro y salir a la calle. Si decides meterte a correr en serio, puede ser que te venga bien que te asesore un fisioterapeuta sobre el tipo de estiramiento que necesitas y qué otro tipo de ejercicios serían buenos. En tu prisa por ponerte en forma, es siempre mejor asegurarse de que no estás sobreesforzándote. Un punto básico son tus rodillas. Incluso te puede ahorrar mucho dinero buscar el consejo de un entrenador de atletismo profesional para asegurarte de que tu estilo es el correcto.

Otra idea más...

Te puede interesar ir a la IDEA 30, *¡A la carga!* y plantearte el reto de una competición.

Un pulsómetro:

- Te ayudará a moderar la intensidad de tu ejercicio.

- Te mantendrá motivado.

- Medirá con exactitud tus pulsaciones.

- Te permitirá evaluar tu progresión. Es como tener tu propio entrenador personal.

La frase

«Corre como un demonio y supera la agonía que supone».

CLARENCE DEMAR, linotipista profesional, escritor, catequista, monitor scout, granjero y siete veces ganador del maratón de Boston.

¿Cuál es tu duda?

P ¿Cómo puedo saber cuál es el nivel de entrenamiento apropiado para mí? ¿Cuáles deberían ser mis pulsaciones?

R *Me alegro de que me lo hayas preguntado. Existen fórmulas diferentes para calcular tus pulsaciones, pero suponiendo que no te vas a entrenar para ser un velocista olímpico te recomiendo la que el autor Maffetone llama «frecuencia cardiaca máxima», según la cual tu frecuencia de entrenamiento óptima está determinada por la fórmula 180: ciento ochenta menos tu edad. Esto vale si has hecho ejercicio de manera regular (cuatro veces a la semana) durante dos años y no has tenido ningún problema. Pero si te estás recuperando de una enfermedad importante o si te estás medicando réstale diez (si este es tu caso, consúltaselo a un médico antes de empezar a hacer ejercicio). Si es la primera vez que haces ejercicio, o bien has sido muy irregular, te constipas con frecuencia, padeces de alergia o asma, réstale cinco; si eres un atleta competitivo y has estado entrenado durante dos años sin ninguna lesión ni problema serio, añade cinco. Te saldrá la frecuencia máxima de entrenamiento. Tu zona de entrenamiento diario oscilará entre esa cifra y diez menos. Por ejemplo, si tu frecuencia máxima es de 155 entonces tu zona de entrenamiento estará entre 145 y 155. Gracias al Dr. Philip Maffetone por esta fórmula.*

P Espera un momento, mi frecuencia máxima de entrenamiento es siempre la misma. ¿Significa que no mejoro?

R *Esta es la parte curiosa. A medida que tu forma física mejora, tus pulsaciones bajan y tienes que esforzarte más para mantener la misma frecuencia cardiaca.*

23

A correr

Corre por salud, por mejorar tu vida social, por mantener la línea o por sentido común. Hay tantas razones para correr como corredores y si sales ahí fuera y le coges el ritmo no mirarás nunca atrás.

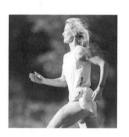

Correr, trotar o arrastrar los pies, todo vale. No importa tu estilo o velocidad, la realidad es que como bípedos que somos estamos de alguna manera diseñados para la locura de correr.

Es relativamente barato, aunque deberías pensar gastarte todo lo que puedas en unas zapatillas y en un buen sujetador deportivo, y casi todo el mundo puede hacerlo casi en cualquier lugar, aunque eso sí, con mayor o menor grado de placer. Es casi con toda seguridad el mejor ejercicio que conocemos para quemar calorías y aumenta la densidad de los huesos, la resistencia, la tonificación de los muslos, fortalece el corazón y los pulmones. Y más aún si cabe. Para muchos de nosotros puede convertirse en un momento especial, un momento de tranquilidad al margen de todo que nos sirva para pensar o quizá para no pensar en absoluto.

La mayoría de los corredores hablan de sensaciones de mejora de auto-estima y de una gran satisfacción personal (que casi se convierte en petulan-cia en el caso del que es un incondicional). Algunas personas llegan al punto de que si no pueden correr se sienten mal. Así que, ¿qué te detiene?

«No hay nada que supere la sensación de correr en el exterior. Con frecuen-cia te encuentras con otros corredores y siempre hay algún sitio donde escu-pir. Mi hora preferida para correr son las cinco de la tarde porque comprue-bo que me muevo más deprisa que todos los que regresan a sus casas atrapa-dos en sus coches. Me hace feliz sentirme tan vivo, incluso cuando llueve».

ALIENTO DE DRAGÓN, uno de los corredores de la comuni-dad online del Runners World.

Para muchos es el miedo de no poder hacerlo, por eso es mejor que va-yas paso a paso (por así decirlo). Conozco a un hombre llamado Luis que un día mirándose al espejo llegó a la conclusión de que no le gustaba lo que veía y decidió empezar a salir a correr. Empezó corriendo durante unos minutos, paraba para recuperar la respiración y volvía a correr. Y to-davía hoy habla de la sensación de satisfacción que le producía correr siete minutos de ida y siete de vuelta: un cuarto de hora corriendo. Luis ahora participa en competiciones de siete días cubriendo cientos de kilómetros de desierto.

Una buena idea...

Tener un compañero para correr puede suponer una gran diferencia, el tiempo volará mientras habláis. Un esfuerzo para estar en forma se conver-tirá en un «tiempo de calidad» con los amigos o con la familia y te puede motivar para persistir con entusiasmo. Busca clubes de corredores en Inter-net y en los periódicos locales. Muchos gimnasios los organizan y con fre-cuencia reciben bien a los nuevos sin tener en cuenta que sean o no socios.

Simplemente hazlo a tu ritmo y planea por dónde vas a correr. Coge dinero suficiente para poder volver en autobús en caso de que te canses o te hagas un esguince. Ten claro a dónde vas y dónde encontrarás agua: en una fuente, en un café o en una botella que lleves contigo. Intenta no tener que cruzar carreteras (es más fácil prestar atención si dejas de correr o corres en el sitio en momento cruciales) o pasar por zonas en las que puede haber factores potenciales de estrés como pandillas o algún perro agresivo. No te olvides de pensar en el tiempo que hará. Los corredores están expuestos a las quemaduras y si hay algo de viento procura siempre correr con él de cara y regresar con el viento a favor.

Otra idea más

¿Por qué no participas en una carrera? Lee la IDEA 30, *¡A la carga!*

¿Cuál es tu duda?

P   Corro en la cinta del gimnasio. ¿Por qué tengo que salir fuera?

R   *Si consigues seguir sin nada más que el espejo y la MTV para distraerte suerte que tienes. Para algunos, sin embargo, el aire fresco es una prioridad y encuentran más fácil seguir corriendo si tienen la distracción de los otros viandantes, el paisaje y demás corredores. Si te da corte, prueba a correr con un compañero. Si no tienes un compañero entonces vete al parque. Seguro que encontrarás un montón de corredores como tú.*

P   Todo el mundo menciona la necesidad de unas buenas zapatillas. ¿Qué son exactamente buenas zapatillas?

R   *Depende de toda una serie de factores como el tipo de carrera que hagas, la manera en que tu pie pisa en suelo a medida que corres, la forma de los arcos del pie y el peso corporal. Si lo haces bien, la zapatilla amortiguará justo donde tu pie golpee el suelo y te ayudará a levantar el pie y dar la siguiente zancada. Si lo haces mal, a la larga corres el riesgo de sentir molestias e incluso de lesionarte. Lo mejor que puedes hacer es encontrar una zapatería deportiva realmente buena (las tiendas* *especializadas en zapatillas de deporte normalmente se anuncian en las revistas y en Internet). Lleva tus zapatillas viejas para poder enseñarles dónde están gastadas y nunca confíes en un dependiente que no te quiera ver corriendo con las zapatillas que te pruebas. Al menos una tienda que conozco insiste en grabar en vídeo los pies a medida que corres en la cinta y en analizar tu pisada y tu modo de correr. Esta atención al detalle no quiere decir que vayas a pagar más. Personalmente nunca he encontrado un especialista que intentase venderme el modelo más caro que estuviese de moda. No puedo decir lo mismo de las tiendas de deporte en general.*

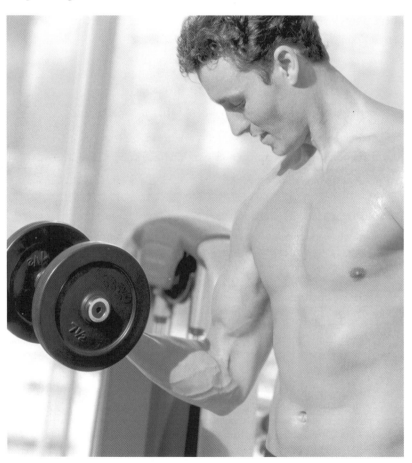

24

¡Viva el gimnasio!

A pesar de lo mucho que odies la idea de ir al gimnasio, puede resultar entretenido y sobre todo extremadamente eficaz y apropiado para mejorar tu forma física. Y no siempre tiene que resultar aburrido.

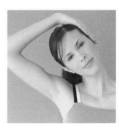

Cuando el aburrimiento se apodera de ti normalmente viene a sustituir a tu vieja amiga la motivación, pero recuerda que tu recompensa es sentirte fenomenal y tener un aspecto estupendo. Ir al gimnasio no significa ir a un campo de trabajos forzados.

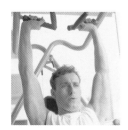

La mayor parte de los gimnasios tienen una oferta amplia de clases, desde yoga, pilates, kick-boxing y circuitos hasta clases de baile, spinning (una sesión de entrenamiento en bicicleta estática) y grupos para salir a correr e incluso, en ocasiones, clubes de remo. Busca alguna clase que te guste y disfrútala.

¿QUÉ GIMNASIO?

Busca un gimnasio al que vayas a ir de verdad en lugar de inventarte excusas como que no está en tu ruta de ida o de vuelta al trabajo. Escoge uno con la ubicación oportuna, ese ha de ser tu lema.

¿QUÉ HACER?

La mayoría de los gimnasios ofrecen una sesión de prueba a veces bajo la supervisión de un monitor. Aprovéchala. Decide cuáles son tus objetivos: ¿perder peso, ganarlo, tomar parte en una competición, mejorar tu forma física o fortalecer tus músculos? Cualquiera que sea el motivo informa al monitor para que pueda diseñar un programa específicamente dirigido para ti y tus necesidades. ¿Qué tal si optas por tener un entrenador personal aunque solo vayas una vez al mes?

Una buena idea...

Consigue el equipo adecuado. Te dará la sensación de que te lo tomas en serio y gastarte dinero en él te obligará moralmente a ir. Un requisito indispensable son las zapatillas con buena amortiguación y que permitan que el pie transpire. Busca una tienda de deportes de calidad o compra por Internet. Ponte ropa con la que te encuentres cómodo. No tienes por qué aparecer embutida en licra. Si estás mejor con unos shorts o con pantalones de deporte o unas mallas, estupendo, pero asegúrate de que lo que elijas permita movimientos amplios.

INCLUYE TRABAJO CON PESAS

El entrenamiento con pesas no significa que vayas a acabar pareciéndote a Schwarzenegger. Es una manera de tonificar y definir el cuerpo, ayuda a reducir la grasa y por lo tanto es un sistema de controlar el peso. Trabajar con pesas tiene el beneficio extra de fortalecer los huesos. Cambia tu técnica de vez en cuando. Ponte retos y haz repeticiones superlentas o intenta hacer tres o cuatro series seguidas con solo diez segundos de descanso entre ellas (deja esto para cuando estés algo más avanzado).

...y otra

Solo para las mujeres: asegúrate de que el sujetador que usas es el adecuado para la actividad deportiva que realizas. En cualquier tienda especializada en deportes, podrán aconsejarte al respecto.

Intenta hacer esto:

Circuitos

Existen clases específicas de circuitos, pero también puedes diseñar el tuyo propio. Pasa de una máquina a otra, mete algo de peso libre y abdominales.

Equilibrio central

Un factor muy importante para la fuerza en general y que implica los músculos estabilizadores. Inicialmente puede parecerte que no estás esforzándote mucho. Te recomiendo que vayas a una clase o le pidas a un monitor que te enseñe a utilizar las fit balls. Trabajar el equilibrio central puede ayudarte a prevenir lesiones y a mejorar la postura. Es una oportunidad para salir de la rutina del trabajo de fuerza en las máquinas.

Otra idea más...

Si no te puedo convencer para que vayas al gimnasio, entonces hazlo a tu manera. Revisa la IDEA 26, *Cualquier momento es bueno* y la IDEA 21, *Sal fuera y muévete.*

Baja intensidad

Incluye este tipo de trabajo como una manera de mejorar la estamina e incorporar variedad a tu entrenamiento.

Y sobre todo:

¡Concéntrate!

No te limites a repanchigarte en la bicicleta con tu revista preferida. Averigua con la ayuda de un monitor tu frecuencia de entrenamiento. A lo mejor hasta te puedes comprar un pulsómetro. (www.fitness-kit.com).

¡Bebe!

La falta de agua puede tener un efecto negativo en tu fuerza, tu estamina y tu habilidad para quemar grasa.

¡Come!

No estropees todo el trabajo tomándote una chocolatina después. Si no sabes bien qué tomar habla con un nutricionista.

¡Descansa!

Existe algo llamado sobreentrenamiento. A medida que te vayas poniendo en forma serás capaz de entrenar más tiempo y con más intensidad. Los músculos necesitan descansar para reponerse, recuperarse y fortalecerse. El sobreentrenamiento puede drenar tu sistema inmunológico, tu estado de ánimo y tu nivel de energía.

¡Ay!

Si sientes dolor, sobre todo de forma constante, pide consejo. El personal del gimnasio son los primeros a los que acudir. El dolor es la manera que tiene el cuerpo de avisarte de que algo no va bien, no lo ignores.

La frase

«El peor momento en la vida es aquel en el que pierdes la fe en tus sueños. Nunca permitas que ocurra».

MICHAEL COLGAN, especialista en la nutrición del equipo olímpico de los Estados Unidos.

¿Cuál es tu duda?

P Mi objetivo principal es adelgazar. Además de trabajar con más intensidad y durante más tiempo, ¿cómo puedo conseguir el mayor beneficio de mi entrenamiento?

R *Si tu objetivo principal es quemar grasa, procura hacer ejercicio por la mañana antes del desayuno. De ese modo utilizarás las reservas de energía de tu cuerpo.*

P ¿Cómo puedo evitar quedarme estancado en una rutina?

R *Mezcla. Dependiendo de la frecuencia con la que vayas al gimnasio, alterna las partes del cuerpo que entrenas. De modo que si entrenas el tren superior un día, entrena el inferior la próxima vez. No entrenes la misma zona dos días seguidos.*

Quizá deberías probar con el entrenamiento por intervalos que es una manera eficaz y divertida de quemar grasa y aumenta tu estamina. Incorpora estallidos cortos de trabajo cardiovascular de alto impacto en medio de tu trabajo con pesas. Esto puede durar solamente dos o tres minutos, pero es una manera estupenda de mejorar la capacidad de adaptación de tu pulso.

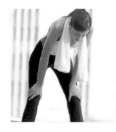
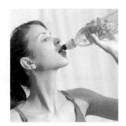
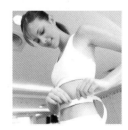

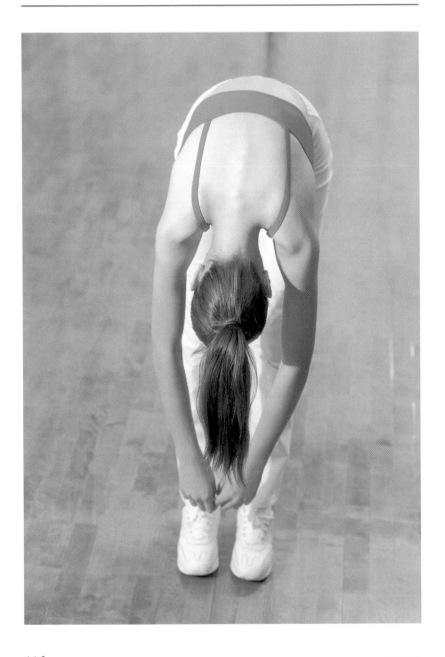

25

Estírate

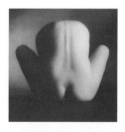

Sabemos que debemos estirar, aunque con frecuencia ignoramos por qué y casi se nos olvida cuándo no hay nadie mirando.

Si has aumentado el grado de actividad, estarás exigiéndole más a tus músculos, tanto en términos de fuerza como de movimiento. Si te olvidas de estirar, tardarás más en recuperarte del esfuerzo, estarás más rígido, correrás más riesgo de lesionarte y, lo que es peor, acabarás andando como John Wayne.

TIPOS DE ESTIRAMIENTOS

Preestiramientos

Preparan el cuerpo para lo que viene a continuación. Hay mucha controversia sobre este tema ya que mucha gente, incluso yo, piensa que corres más riesgo de hacerte daño estirando en frío. Igualmente muchos gimnasios ofrecen una clase de stretching, pero muy pocos se aseguran de que hayas calentado correctamente antes. Así que si vas a hacer una clase de stretching, asegúrate de calentar bien antes (corre, rema o haz bicicleta) para que tu cuerpo esté preparado para estirarse.

Estiramiento de mantenimiento

Se hace al final del ejercicio o a lo largo de él en forma de pausas de estiramiento (muy útiles para tener una excusa para descansar). El objetivo del estiramiento de mantenimiento es ayudar a los músculos a recuperar su longitud normal después de un trabajar duro. Debes de mantener el estiramiento de diez a quince segundos. Acuérdate de estirar todos los músculos que estés usando, por ejemplo, los corredores novatos con frecuencia se acuerdan de estirar las piernas, pero se olvidan de los flexores de las caderas situados en la parte superior de la pelvis que se utilizan para elevar las rodillas hacia el pecho.

Una buena idea...

Si te gusta la idea del estiramiento progresivo y te gustaría ser más flexible, prueba con el yoga Bikram. Las sesiones se realizan en una habitación a temperatura elevada para mantener los músculos calientes y potenciar la flexibilidad. Solo se realizan un grupo de movimientos de modo que es fácil de aprender, aunque puede llevar toda una vida realizarlos perfectamente. Se hace hincapié en desarrollar la amplitud del movimiento y la flexibilidad de las articulaciones y de los músculos.

El estiramiento progresivo

Se trata de estirar los músculos todo lo posible y durante un tiempo más prolongado para que se hagan más flexibles y funcionen mejor en la actividad física que realicemos. Empieza estirando como de costumbre y mantén el estiramiento durante ocho o diez segundos hasta que el músculo se relaje en la nueva posición; a continuación estírate un poco más y cuenta hasta veinte para finalizar el estiramiento.

ESTIRAMIENTOS MÁS COMUNES

Existe un estiramiento para cada parte de tu cuerpo, incluidos algunos con los que probablemente no estés familiarizado aún. Dedica un tiempo a buscar los estiramientos específicos correspondientes a tu deporte y ponlos en práctica. Los más frecuentes son:

Otra idea más...

Si quieres mejorar tu forma física y tu flexibilidad échale un vistazo a la IDEA 24, *¡Viva el gimnasio!*

Cuádriceps

De pie sobre una pierna dobla la otra hacia arriba por detrás de manera que puedas cogerte el pie con una mano. Flexiona el pie suavemente hacia el glúteo, si es necesario te puedes ayudar para no perder el equilibrio apoyando la mano libre en la pared o en un compañero. Poco a poco dobla la rodilla de la pierna sobre la que te sostienes y adelanta las caderas hacia delante para sentir que estiras la parte frontal del muslo. Mantente ahí. Suavemente vuelve a la posición inicial y cambia de pierna.

Gemelos

Ponte de frente a una pared a unos cuatro o cinco pasos de ella. Deja el pie izquierdo en su posición inicial y pon el derecho a mitad de camino entre tu cuerpo y la pared. Estira los brazos hacia delante y apoya las manos en la pared de manera que la pierna derecha esté doblada y la izquierda estirada con la planta del pie bien apoyada en el suelo. Siente como se estira el gemelo. Mantenlo un rato y después vuelve progresivamente a la posición inicial y cambia de pierna.

Tríceps

Sube un brazo por encima de la cabeza y dóblalo por detrás a la altura del codo de manera que la mano quede a nivel del cuello. Eleva la otra mano de manera que con ella empujes suavemente el codo hacia abajo en la dirección del hombro del brazo que está doblado.

La frase

«Cuando te involucras en una acción sistemática y con un propósito, empleando al máximo tus habilidades, no puedes más que sentirte positivo y seguro de ti mismo».

BRIAN TRACY, autor estadounidense y conferenciante.

Hombro

Extiende un brazo delante de ti y sujétalo por delante, a mitad de camino entre el codo y el hombro, con la otra mano y empújalo hacia el pecho. Mantenlo así, suéltalo y cambia.

¿Cuál es tu duda?

P Me duele cuando estiro, ¿lo estoy haciendo bien?

R *Decididamente no. Nunca estires hasta el punto sentir dolor. Deberías sentir el estiramiento, pero la sensación de dolor no es buena. Ve poco a poco trabajando el estiramiento durante unas semanas hasta que llegues al punto de estirar lo mismo pero sin molestias.*

P En el colegio solíamos rebotar al estirar para llegar un poco más lejos de lo normal. ¿Es una buena idea?

R *Para nada. Los atletas profesionales de deportes explosivos como salto o velocidad emplean los llamados estiramientos balísticos, pero para el resto de los mortales son solo una invitación a lesionarse.*

26

Cualquier momento es bueno

¿Qué tal si aprovechas todas las oportunidades que el día te ofrece para mejorar tu forma física?

El gimnasio es una maravilla, pero es la quintaesencia del ejercicio físico organizado.

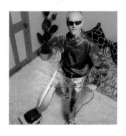

He de reconocer que odio ir al gimnasio. Siempre pasa igual, me apunto en invierno y para cuando llega junio voy a darme el baño más caro del año sintiéndome encima culpable por no haber aparecido en seis meses.

Por obvio que pueda parecer, caminar es una manera genial de hacer ejercicio y no se necesita ninguna preparación ni equipo especial. Lee con atención la siguiente recomendación de un taxista londinense.

Este taxista tenía una mujer que pesaba noventa y cinco kilos hasta que decidió salir a caminar con una amiga tres veces por semana. Cada vez que salía caminaban durante una hora. No es que fueran con la idea de andar muy deprisa, más bien paseaban. A raíz de tener a sus dos hijos había ganado peso y ya había probado todas las dietas posibles. Así que esta vez decidió dejarse de dietas, comer con un poquito más con la cabeza y perseverar en sus paseos. Cinco meses más tarde ya había bajado a los sesenta y tres kilos haciendo algo tan sencillo como dar un paseo a orillas del río junto al que vive. Y para mayor satisfacción había encontrado una buena forma de liberar estrés y de compartir chismorreos con su mejor amiga. Además ahora por fin disfruta de un poco de tranquilidad y sosiego lejos del bullicio de los niños, a los que deja con su maridito durante una hora.

Una buena idea...

Bailar es una manera fantástica de quemar las calorías de más y de desconectar. Pruébalo. Otra ventaja es que es una manera ideal de conocer gente nueva.

En función de donde vivas y de donde trabajes, una estupenda manera de aprovechar el tiempo es ir al trabajo andando. Como realmente no se suda, no tienes que preocuparte de tener que darte una ducha como ocurriría si fueras al gimnasio. Suelo llevar una camisa limpia en la mochila donde guardo las llaves y la cartera. Me pongo unas zapatillas, porque los zapatos van también en la mochila, y adelante. Ahí estoy yo haciendo kilómetros. Como vivo en Fulhalm, que está en la zona oeste de Londres, y tengo que llegar a mi clínica que está en el centro, reservo una hora y media para mi paseíto. Si voy a caminar, normalmente voy andando hasta allí y a la vuelta utilizo el transporte público. He comprobado que por las mañanas mi cuerpo tiene ganas de moverse, pero por las noches encuentro todo tipo de excusas para escaquearme. Ir en autobús hasta mi clínica lleva prácticamente el mismo tiempo que ir andando e ir en metro no está mal si no te importa la agradabilísima sensación de ir como una sardina en lata. He llegado a la conclusión de que ir andando al trabajo me da la oportunidad de pensar en mis cosas. Incluso me llevo una grabadora portátil para grabar cualquier idea interesante que se me ocurra. A lo largo del día le iré dando forma. Echo mucho de menos mi paseo cuando no puedo darlo. Creo que se ha convertido en una adicción.

Otra idea más...

Apúntate a caminar y ten en cuenta la IDEA 27, *Conecta con tu lado salvaje.*

¡ÉCHALE IMAGINACIÓN!

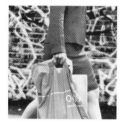

Busca cualquier excusa para hacer ejercicio en casa. Yo me pongo música, saco la aspiradora y me olvido de todo quitando el polvo. Y seguro que ya lo has oído antes pero lo vas a oír de nuevo: sube las escaleras, no cojas el ascensor. La gente delgada está siempre en movimiento. Estamos hechos para eso.

...y otra

Vuelve a pensar en ir al gimnasio y medita si encontrarías las ganas y el tiempo de ir. Vamos, lee la IDEA 24, *¡Viva el gimnasio!*

La frase

«Estas son mis zapatillas nuevas. Son buenas zapatillas. No te harán rico como yo, ni harán que saltes como yo y en absoluto conseguirán que seas tan guapo como yo. Solo harán que lleves las mismas zapatillas que yo. Ni más ni menos».

CHARLES BARKELY, jugador de baloncesto estadounidense.

¿Cuál es tu duda?

P Acabo de ser madre y no tengo tiempo para ir al gimnasio a hacer deporte. En realidad no tengo tiempo para nada.

R *Te recomiendo el entrenamiento del cochecito. Sal de paseo con tu bebé. Si tienes perro, sácale a él también. Entrena con la familia en pleno. Ponte ropa de deporte para salir concienciada de que vas a entrenar y no a darte un simple paseo. Ve al parque o a cualquier lugar con una superficie lisa alejada del tráfico. Si tienes a mano un pulsómetro, mejor aún porque así serás capaz de comprobar que realmente estás trabajando y no solo disfrutando del paisaje. Incluso puedes intentar trotar a la vez que empujas el cochecito.*

P ¿Alguna otra sugerencia para incorporar el ejercicio a mi día?

R *¿Por qué no vas de tiendas andando en lugar de en coche? Mi familia y mis amigos se avergüenzan de mí porque suelo llevar una pequeña maleta con ruedas cuando salgo de compras. Me falta poco para parecer una jubilada excéntrica, pero aún no lo soy. Recuerda que incluso un paseo de quince minutos contribuye al total de ejercicio que haces.*

27

Conecta con tu lado salvaje

Hacer ejercicio no significa que te tengas que convertir en la reina o el rey de la licra y botar como un bobo al ritmo de las estrellas de hip-hop delante de una hilera de pantallas de televisión.

Durante siglos, el paseo diario era la mejor manera de estar en forma a la vez que de ganar una cierta perspectiva sobre la vida. En muchos sentidos hoy en día también lo es.

Caminar puede significar algo más que ir a la tienda de la esquina a comprar tabaco. ¿Por qué no intentas lo que yo llamo el «paseo a la aventura»? Incluso si solo programas de cuando en cuando una salida de fin de semana al campo, por ejemplo, una o dos veces al año, con esto bastará para conseguir la inspiración que necesitarás para caminar por el parque o ir andando al trabajo a diario. A lo que me refiero es a encontrar ese lugar espléndido en medio del campo en donde te apetece moverte y disfrutar del entorno, pero para ello tienes que asegurarte de contar con el equipo adecuado. Es poco probable que vayas a participar en una arriesgada expedición al Ártico, pero donde sea que vayas, necesitas pensar en tu seguridad.

UN BUEN EQUIPO HACE MILAGROS

Uno de los primeros pasos que hay que dar (perdón por el juego de palabras) es estar seguro de que tienes todo el equipo necesario. Y tener buena ropa impermeable es obligatorio. No quiero decir que te tengas que vestir como si fueras de pesca (botas por encima de la rodilla y un gorrito absurdo), hay impermeables muy ligeros, fáciles de doblar y que caben en un bolsillo. No te compres solo la parte de arriba, compra también los pantalones, me lo agradecerás algún día, porque no hay nada peor que estar en medio de no se sabe dónde mojado, muerto de frío y con los pantalones empapados sabiendo que te separan ochenta kilómetros de la ropa seca. El mal tiempo no existe, el equipo equivocado sí.

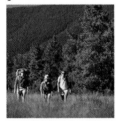

Una buena idea...

Prueba a hacer un viaje que incluya excursiones guiadas por un espacio natural de singular belleza. Hay muchas agencias que ofrecen este tipo de vacaciones: prueba con www.geographica.es, que ofrece paseos para todos los niveles. Consulta también www.euro-senders.com y www.escapadasatumedida.com.

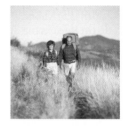

El segundo elemento indispensable de tu equipo son las botas. Recuerda comprarlas lo suficientemente grandes como para poder usar calcetines gordos. Y hablando de calcetines, es fundamental que elijas bien. En una tienda de deportes al aire libre te pueden aconsejar sobre qué botas y qué calcetines debes usar. Las botas deben proteger los tobillos, ser repelentes al agua y no muy pesadas. También necesitan un buen agarre, las que se atan hasta arriba son perfectas (prueba con www.desnivel.es).

Otra idea más...

La IDEA 26, *Cualquier momento es bueno* te demostrará cómo ayuda el entrenamiento diario. Y la IDEA 21, *Sal fuera y muévete* vuelve a insistir en que el gimnasio no es la única opción.

El otro elemento a tener en cuenta es la mochila. Busca una que tenga una correa que sirva para sujetártela a la cintura, esto sirve para proteger la espalda. Actualmente existen en el mercado mochilas diseñadas para evitar el sudor excesivo por contacto con la espalda. Ase-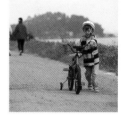gúrate de comprar una que tenga un montón de bolsillos para mapas, cuerdas, etc. También asegúrate de contar con el equipo de supervivencia básico: cerillas (en una pequeña bolsa de plástico que evite que se mojen), una navaja multiusos, papel de aluminio, una cantimplora, barritas de cereales, frutos secos y quizá algo de chocolate negro (si la temperatura lo permite). También echa un silbato por si necesitas avisar de tu localización. Un sombrero, gafas de sol y protector solar. Siempre es buena idea incluir un mapa si sabes interpretarlo. Y debes llevar al menos un litro de agua. No te olvides de meter un pequeño botiquín que incluya sales de rehidratación (preparados de electrolitos) y algunas tiritas para las molestas ampollas.

La frase

«No puedes enseñar a un cangrejo a caminar en línea recta».

ARISTÓFANES

¿Cuál es tu duda?

P No me veo lo suficientemente valiente como para hacer una ruta solo. ¿Cómo puedo encontrar gente como yo?

R *Busca en el periódico local los grupos de senderismo que hay en tu zona. Te puedes unir a uno de ellos y aprovechar para aprender cosas sobre la naturaleza.*

P No tengo tiempo para hacer una ruta. Y además todo eso del equipo me parece un engorro.

R *Fija en un calendario las fechas en las que saldrás de excursión con tus amigos. Salir de ruta solo si no tienes mucha experiencia y no sabes leer un mapa puede dar un poco de miedo. En cuanto al equipo, solo es necesario si te lo vas a tomar en serio, porque si lo que planeas es salir a dar un paseo por algún sendero señalizado no te hará falta realmente el equipo de supervivencia. De todos modos no te olvides nunca del agua.*

28

¡Ponte derecho!

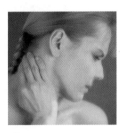

¿Te decían siempre que te pusieras derecho y que dejaras de recostarte en la silla? Si no hiciste caso, existen muchas posibilidades de que ahora sufras de molestias en el cuello.

Mejorar tu postura podría ser una manera de lograr una figura más esbelta. Además de contribuir a que respires mejor. Al encorvarte haces que tus órganos internos no tengan espacio suficiente y dificultas que entre el oxígeno en tu cuerpo, con lo que favoreces que la digestión y la circulación se resientan.

Prueba esto: siéntate derecho durante cinco minutos con la cabeza erguida y los hombros relajados. Concéntrate en la relajación. ¿Qué tal te sientes? ¿Más relajado? ¡Claro que sí! ¿Qué más puedes hacer?

PILATES

El pilates parece ser la palabra de moda esta temporada aunque Joseph H. Pilates realmente desarrolló su método en Estados Unidos durante los años veinte. El pilates es un programa de reeducación para los músculos. El objetivo es corregir los malos hábitos a través movimientos a veces muy sutiles. Una de las características principales del pilates es el «núcleo de fuerza» y una de las cosas más difíciles de aprender es el control de la pelvis. En mi opinión se necesita un profesor de pilates o puedes acabar preguntándote si lo estás haciendo bien. La mayoría de los gimnasios ofrecen pilates, aprovéchate pues las clases individuales pueden ser muy caras.

Una buena idea...

Experimenta con diferentes métodos para mejorar la postura. Hay muchos DVD ilustrativos. Si disfrutas practicando una disciplina determinada en la comodidad de tu casa elige un curso para principiantes. Es muy poco motivador que todo el mundo sea mejor que tú, además todas las disciplinas posturales se definen como no competitivas.

LA TÉCNICA DE ALEXANDER

Piensa en la manera tan fácil que tienen de moverse los niños. Sin embargo, a medida que nos hacemos mayores y nos vemos envueltos en las tensiones cotidianas nuestra postura se resiente, lo que se traduce en ocasiones en migraña, artritis, dolor de cuello y de espalda. Muchos problemas posturales tienen su origen en la tensión de los músculos del cuello, que interfieren con la manera que tiene la cabeza de relacionarse con la columna. La técnica de Alexander se suele enseñar a través de instrucciones verbales con la ayuda de un profesor que interviene corrigiendo con sus manos lo que sea necesario. Normalmente se enseña de forma individualizada así que prepárate para la inversión. Consulta la página www.t-alexander.com, una completa fuente de información.

DÉJATE LLEVAR POR EL TAI-CHI

El Tai-Chi es una coreografía de movimientos lentos y es considerado un arte marcial. Cada movimiento de un minuto cambia el peso del cuerpo sutilmente de una pierna a la otra a través de toda una rutina. La atención a cada uno de los movimientos es básica, de hecho el Tai-Chi es un tipo de meditación a través del movimiento. Practicado de una manera correcta puede aportar flexibilidad, equilibrio y fortaleza. Piensa en los cientos de personas que lo practican en China, todos callados moviéndose de manera armoniosa. Todo un espectáculo. Averigua si hay clases en tu zona de residencia. Muchos gimnasios ofrecen clases de Tai-Chi y recuerda: se trata de una disciplina a largo plazo, no de algo que se aprende de la noche a la mañana.

Otra idea más...

No nos olvidemos del yoga, ve a la IDEA 32, *Yoga*.

¿NO TE APETECE?

¿Qué tal si recurres a un quiropráctico, un osteópata o un fisioterapeuta para que estudie tu postura y te ayude a mejorarla? Con el tiempo, las diferencias entre estas tres disciplinas parecen haberse borrado un poco, pero un quiropráctico se ocupa principalmente de tu espalda; el tratamiento osteopático se concentra en la relación entre el esqueleto, los músculos, los ligamentos y los tejidos conectivos, y aliviar la tensión de los músculos es con frecuencia parte de la terapia. Y los fisioterapeutas también evalúan tu postura pero con frecuencia te recomiendan hacer determinados ejercicios en casa. ¡Tampoco cuesta tanto!

La frase

«Nunca dejes crecer un hueso de la suerte, hija, allí donde debería estar tu columna vertebral».

CLEMENTINE PADDLEFORD, escritora.

¿Cuál es tu duda?

P No puedo decidirme sobre qué método de terapia postural debería elegir. ¿Qué me recomiendas?

R *Simplemente tienes que averiguarlo por ti mismo, pero piensa en cuál es tu objetivo y en el tipo de persona que eres. Recuerda que con frecuencia tendrás que practicar estas disciplinas por un espacio de tiempo prolongado, así que elige algo que te guste. Si no tienes mucha paciencia, una forma dinámica de yoga puede ser lo tuyo, pero si tienes la paciencia de un santo entonces el Tai-Chi puede valer.*

P Me entreno en el gimnasio y no tengo tiempo para esta clase de ejercicios de estiramiento y en las escasas ocasiones en que encuentro tiempo, no siento realmente que haya hecho gran cosa.

R *Creo que no te puedes permitir el lujo de entrenar sin hacer este tipo de ejercicios de entrenamiento. Yo los llamo el ying y el yang del ejercicio. Tienes que encontrar el equilibrio. Está bien entrenar duro cuando vas al gimnasio pero dedícale al menos una sesión a la semana para mejorar tu postura. De manera que si haces tres sesiones de gimnasio a la semana, redúcelas a dos y deja una para tu postura.*

29

Aprende a delegar

Resulta muy tentador tratar de hacerlo todo bien, sin embargo, a menos que seas una especie de superman, esto te puede suponer muchas tensiones.

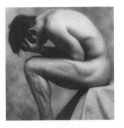

En su lugar, te recomiendo que reconozcas tus limitaciones. Haz algunas cosas bien, otras regular y otras mal. Admite que a veces necesitas ayuda y delega parte de la responsabilidad o de las tareas a quien las pueda hacer mejor.

A veces tiempo equivale a dinero. Estás todo el día trabajando y ganas un buen sueldo, pero cuando llega el fin de semana te encierras en casa para limpiar y poner lavadoras, ¿por qué? ¿Acaso no emplearías mejor tu tiempo si trataras de recuperarte para la semana que tienes por delante? ¿Por qué no contratas a alguien que te eche una mano? La mejor manera de encontrar un empleado de hogar es el boca a boca, pero otra forma puede ser poner un anuncio cerca de tu casa. Si este es tu caso no olvides pedir referencias. Seguro que no te apetece que un bicho raro se haga cargo de tu casa. Una vez que lo consigas te darás cuenta de que tienes más tiempo para ir al gimnasio. Apunta en tu agenda cuándo quieres ir a hacer deporte. Es cierto que sería una maravilla pasar el tiempo extra que te quede en la cama, pero deja esto para ocasiones excepcionales para poder sacar provecho de tu día. Recuerda que tú eres la persona que más te debe importar, de modo que es mejor que cumplas con tus propósitos.

Una buena idea...

Si no tienes paciencia para leer un libro de autoayuda, escucha una grabación. Busca en Internet en librerías o grandes almacenes como www.fnac.es o pídele consejo a algún psicólogo profesional.

Trata de averiguar hasta dónde puedes llegar en un día. Nadie te juzga. No tienes por qué ser la esposa perfecta en una casa de revista, madre de unos niños monísimos y con un trabajo a tiempo completo. Nadie va a ir a tu casa a hacerte una inspección. Cuando te des cuenta de que la vida sigue sin importar si la salita está o no limpia, tu vida se hará mucho menos complicada.

¡GLORIOSA COMIDA!

Cambiar de alimentación es difícil. Nos cuesta cambiar de hábitos de la noche a la mañana, entonces, ¿por qué no buscas un nutricionista o un endocrino que te ayude en esta empresa? Dos libros estupendos para ponerse en marcha son La biblia de la nutrición óptima de Patrick Holford y Salud total en ocho semanas de Andrew Weil.

Otra idea más...

¿Necesitas relajarte un poco más? Lee la IDEA 32, *Yoga*.

Imagino que querrás hacerlo todo a la perfección, pero recuerda que a veces es imposible. Esto es aplicable tanto a las compras como a la preparación de las comidas. Comprar por Internet hace las cosas más sencillas y te ahorra mucho tiempo. También puedes convertir las comidas precocinadas en algo más nutritivo si les añades tus propios ingredientes. Por ejemplo, es posible darle un toque diferente a las sopas de sobre si las mezclas con algunos vegetales que tengas en casa. Incluso conozco a una persona que le pone una lata de atún para que llene más. Sobre gustos no hay nada escrito.

EL PODER DE UN ENTRENADOR

Si no consigues motivarte para hacer tu rutina en el gimnasio, recurre a un entrenador personal. Simplemente hablar con él una vez a la semana te ayudará a estar en la brecha. Y recuerda que aunque un entrenador personal es caro, más caro es aún no ir al gimnasio.

LA BAÑERA, ESA GRAN ALIADA

Haz que la hora del baño sea un tiempo solo y únicamente destinado a ti. Si puedes poner algo de música relajante, más que mejor. Y por favor no pases sin velas ni toda la olorosa parafernalia de un buen baño.

La frase

«Descansar no es abandonar la carrera más difícil, descansar es encontrar el lugar que nos corresponde en nuestro entorno».

JOHN SULLIVAN DWIGHT, músico del siglo XIX.

¿Cuál es tu duda?

P   En mi caso no cuento con recursos económicos suficientes para encomendar algunas de mis tareas en otros. ¿Qué se te ocurre?

R   *No es que quiera repetir algo obvio, pero recurre a tu pareja y a la familia. He visto a algunas madres que lo querían hacer todo, trabajar, cocinar, acostar a los* *niños, bañarlos y, aunque acababan de un humor insoportable, se resistían a pedir ayuda. Pide ayuda. Todavía no ha llegado el momento en que nos comuniquemos por telepatía. Conozco familias que se organizan a base de turnos en los que todos participan, pero recuerda que has de empezar pronto con tus hijos porque sino después será imposible separarlos de la televisión.*

P   Creo que soy una obsesa del control. Siento que si le encargo las cosas a otro no las sabrá hacer bien.

R   *Toma conciencia de tu nivel de estrés. Un endocrino podría hacerte una prueba para saber cuál es tu perfil adrenal. Este tipo de prueba es muy sencilla, solo utiliza la saliva para analizar las hormonas del estrés. Por otro lado, incorporar algunas técnicas de control de estrés puede serte de mucha ayuda, cosas como la relajación, el ejercicio y hábitos de alimentación saludables. Recuerda que con frecuencia la mayoría de los problemas y sinsabores de la vida suelen estar ligados a apegarse demasiado al pasado. Empieza a delegar y confiar en los demás.*

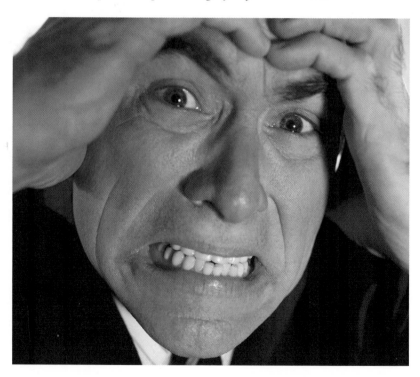

30

¡A la carga!

Actualmente la mayoría de las carreras que se celebran se basan en la camaradería, la motivación, la diversión (sí, has leído bien, diversión) y quizá la oportunidad de contribuir a una obra benéfica. Ah, y además es tu oportunidad para cubrirte de gloria y lucir una medalla.

Hay gente que nada, que monta en bici o que corre a lo largo de toda su vida y, sin embargo, nunca llegan a competir. Y hay otros para los cuales ningún fin de semana está del todo completo sin participar en una carrera. Los hay para todos los gustos, pero suele suceder que quien prueba a tomar parte en una carrera suele repetir. Te contaré por qué.

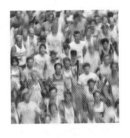

Las carreras de hoy consisten más en participar que en ganar. Sin lugar a dudas habrá superatletas de condiciones envidiables corriendo para conseguir ocupar un puesto en el podio, pero a quién le importan si van a estar demasiado lejos como para verlos. Con la actitud adecuada, una carrera es la oportunidad de pasárselo bien, de romper con la rutina y de tener la oportunidad de correr, nadar, montar en bicicleta, patinar o lo que sea acompañado de un montón de gente como tú. Hay algo primitivo en la satisfacción que da verse en medio de un grupo que persigue un objetivo común y, sobre todo, en alcanzarlo. Y además en muchos casos te dan una medalla, una taza o una sudadera que puedes acariciar cuando nadie te mira.

Una buena idea...

Otras opciones son los triatlones de promoción que están abiertos a todo aquel que pueda nadar, montar en bicicleta, correr o andar. Mira en Internet cuál es la organización de triatlón nacional y seguro que encontrarás el calendario de competiciones y los detalles de cada disciplina. También existen las competiciones de duatlón para los que se resisten a nadar y el aquatlón para aquellos a los que no les va la bicicleta.

Encontrar una carrera es fácil. La mayoría de las revistas dirigidas a los corredores populares tienen calendarios con las carreras programadas; si no puedes conseguir uno, hay muchas páginas web que te pueden ayudar (prueba con www.corricolari.es). Elegir una carrera es una cosa diferente. La distancia es posiblemente lo que más te interesa tener en cuenta pero también el tipo de trazado (llano o con cuestas). Ten cuidado con este detalle porque lo que a alguien le puede resultar ser una ligera pendiente para otro puede ser una montaña. Igualmente piénsatelo bien antes de tener que viajar para participar en una carrera. ¿A qué hora llegarás? ¿Tendrás tiempo suficiente para recuperarte después del viaje? Incluso los muy veteranos se ponen un poquito nerviosos antes de una carrera. En estas condiciones hace falta poco para que correr se convierta en una experiencia estresante y esa no es la idea. Aquí tienes algunas indicaciones que te pueden ayudar a la hora de hacer tu carrera más sencilla:

■ Busca un amigo de tu mismo nivel para que corra contigo. De esta manera podréis compartir el placer de la carrera y sobrellevar mejor el estrés que conlleva.

- Pídele a un amigo que no vaya a correr que sea tu animador. Pídele que te esté esperando en la meta y que te guarde tus cosas.

- Asegúrate de que sabes dónde están los cuartos de baño antes de la carrera. Aunque suene divertido, necesitarás utilizarlos y lo último que deseas es tener que andar con prisas. Y lleva papel higiénico por si te encuentras con que no hay, algo que suele ocurrir con demasiada frecuencia.

- Lleva algunos imperdibles para poder sujetar el dorsal.

Otra idea más...

Si vas a participar en una carrera tienes que tener claro lo importante que es estirar. Ve a la IDEA 25, *Estírate*.

- Tómate un tentempié aproximadamente una hora antes de la carrera y otro cuando la hayas acabado.

- No salgas la noche anterior, no vaya a ser que no pegues ojo presa de los nervios o del entusiasmo.

- Cena bien la noche de antes y duerme lo mejor que puedas.

- No te pongas ninguna prenda de vestir nueva, especialmente calzado. El día de la carrera ponte prendas con las que ya hayas salido a entrenar antes.

- No empieces muy deprisa.

- No olvides estirar al final. En medio de tanta animación se tiende a olvidar pero es lo único que evitará que tengas andares de vaquero al día siguiente.

- Sobre todo aprovecha para disfrutar de la experiencia. A medida que avanzas repítete: «Soy yo quien está corriendo». Asegúrate de celebrarlo después. No importa cómo quedes, simplemente el hecho de hacerlo te convierte en un ganador y te mereces disfrutar de la gloria.

La frase

«El lento gana la carrera».

Esopo

¿Cuál es tu duda?

P Me da miedo llegar el último. ¿Qué puedo hacer?

R *Preocúpate menos de la parte física de la carrera y más de tu estado mental. Concéntrate en lo que eres capaz de hacer y olvídate de los demás. Como se suele decir: lo importante es participar, no ganar.*

P No me preocupa la carrera en sí pero la carrera empieza en un colegio. No me he duchado en un vestuario con duchas comunes desde que acabé los estudios y mucho menos he esperado en una cola para hacerlo. Pensar en ello me da grima. ¿Se te ocurre una solución?

R *Claro que sí. Muchos corredores no se preocupan de ducharse al final. Se cambian de camiseta, se abrigan y esperan a llegar a casa. Los más listos se llevan toallitas húmedas para asearse un poco.*

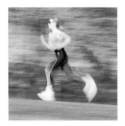 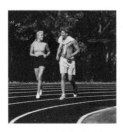 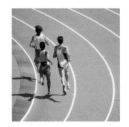

31

Súbete a la bicicleta

Es difícil lesionarse montando en bicicleta porque es un ejercicio de bajo impacto, además es una manera excelente de tonificar las piernas y una buena forma de disfrutar del campo.

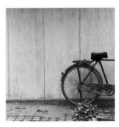

Montar en bicicleta también fortalece el corazón, baja la tensión arterial, te revitaliza, es un buen quema- grasa y reduce el estrés. Así que, ¿a qué esperas? Súbete a la bici.

¡ESTÍRATE!

Algunos ciclistas, sobre todo los que utilizan la bici para volver del trabajo, se olvidan de estirar. Si es tu caso te puede interesar analizar tu postura y tu flexibilidad. El principal músculo del muslo (el recto femoral) corre el riesgo de dañarse si no lo estiras. Otra cosa con la que hay que tener cuidado es con la excesiva tensión en los ligamentos de la corva y con desgarros en los flexores de la cadera (en la parte superior y anterior del muslo), que también pueden ocurrir si no se estira. El estiramiento de talón es un ejercicio sencillo y recomendable para evitar este tipo de problemas musculares. Simplemente levanta los dedos y mantén la rodilla estirada y el talón apoyado en el suelo hasta sentir una ligera tensión en la parte anterior y posterior de la pantorrilla y en la zona superior del muslo.

Una buena idea...

Si te encanta la bicicleta, puedes planificar unas vacaciones en bici. Busca una empresa que te ofrezca un itinerario adaptado a tu nivel y coches de apoyo para llevar tu equipaje hasta el hotel. Así, tu única preocupación será pedalear y disfrutar del paisaje.

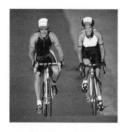

Dejarte caer demasiado sobre el manillar puede acabar afeando tu postura de manera permanente. Un ejercicio típico de yoga que puede servirte es la Cobra. Túmbate de cara al suelo con las manos a la altura de los hombros y levanta la cabeza y el pecho hasta sentir el moviendo en la espalda y los hombros. Tampoco te olvides de bajar el ritmo cardiaco progresivamente. Si te paras de repente la sangre se acumulará en las piernas. Detente de manera progresiva y termina con un poco del ejercicio de estiramiento de talón que te he explicado.

LA BICICLETA A MEDIDA

El tipo de bicicleta que elijas vendrá determinado por el tipo de actividad que quieras hacer con ella. Las bicicletas de montaña no son buenas para la ciudad y las de carretera tampoco, aunque sean preciosas. ¡Tienes muchas posibilidades de estrellarte contra un autobús si vas mirando hacia abajo! Si además te compras una nueva, casi es mejor que no resulte muy atractiva para evitar que te la puedan robar.

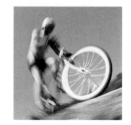

Otra idea más...

Si quieres que la bicicleta te ayude a mejorar tu resistencia, utiliza un pulsómetro. Consulta la IDEA 22, *Tómate el pulso.*

Los sillines estilo antiguo están de nuevo de moda. Son sillines alargados que acaban en punta con una superficie muy escasa para sentarse que se deberá más a cuestiones de estética que de comodidad porque para mí es como sentarse en un cuchillo. Yo recomiendo los sillines de silicona, de espuma o los elásticos, ya que reducen la presión sobre la próstata y los huesos del pubis (www.ltmracing.com). ¡Qué alivio!

La frase

«El mal tiempo no existe, el equipo mojado sí».

Un poco de sabiduría tradicional campestre.

¿Cuál es tu duda?

P Me encanta montar en bici, pero me da pánico que me atropelle un coche.

R *Llevar el equipo adecuado es vital para que te sientas seguro. Usar un casco es fundamental. La mayoría de los accidentes de bicicleta que acaban con lesiones graves se deben a traumatismos en la cabeza. También es importante que lleves un maillot, un chaleco o una banda fluorescente. Llevar luces es obligatorio pero asegúrate de que son lo suficientemente visibles porque lo que importa es que te vean. No te arrimes en exceso a la orilla de la carretera porque esto solo hará que los conductores se olviden de ti. Avanza por tu carril con todas las de la ley de forma que, al verte, los coches se vean obligados de verdad a dejarte espacio. Cuando pases al lado de coches aparcados, presta atención a las puertas que se puedan abrir repentinamente: una buena razón para dejar espacio de sobra.*

P Con frecuencia pienso en salir en bici, pero el mal tiempo me echa para atrás.

R *Ponte un chubasquero ligero. Hoy en día no hace falta que te disfraces de pescador esperando vientos de fuerza doce porque los impermeables se fabrican en materiales muy ligeros y se pueden guardar en cualquier parte. Compra el lote completo incluso para cubrir las zapatillas. Usar gafas también es una buena idea porque evitan que te entre agua o piedras en los ojos. Seguramente no estés muy favorecido con todo esto encima, pero seguro que te mantendrás seco.*

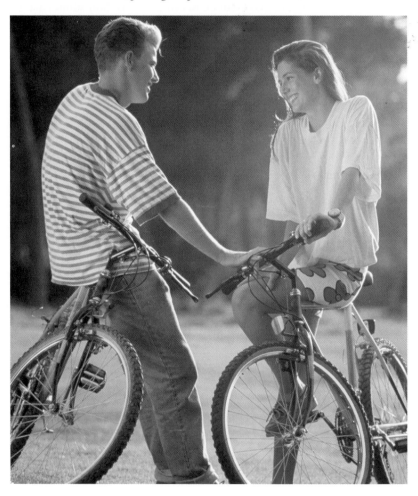

32

Yoga

El yoga es más una cuestión de ser que de hacer. No es competitivo y puede suponer un respiro con respecto al resto de actividades que realizas en el gimnasio.

Hace poco, si alguien confesaba que hacía yoga, se le clasificaba de bicho raro. Pero actualmente es justo al contrario, el raro es el que no lo hace. Entonces, ¿a qué esperas? ¡Manos a la obra!

Una buena idea...

Como alternativa a contratar un profesor particular, que puede ser muy costoso, reúnete con los amigos para formar un grupo que se pueda permitir un profesor de calidad al menos una vez a la semana. El resto del tiempo puedes ir a las clases del gimnasio.

Aunque el yoga ha evolucionado dando pie a diferentes tipos, estás equivocado si crees que vas a sudar practicándolo. Entra en www.yogakai.com/estilosdeyoga.htm para conseguir una guía de los diferentes tipos de yoga que existen y elige el que te parezca más apropiado para ti. Puede que quieras probar varios tipos yendo a algunas clases. O pregunta en tu entorno, los amigos te pueden ayudar.

...y otra

Si eres una persona disciplinada y motivada utiliza cintas o algún DVD en casa. Obviamente depende del tipo de yoga que elijas practicar, pero los centros Sivananda ofrecen buen material.

En líneas generales, todos los tipos de yoga se basan en utilizar el cuerpo y la respiración para calmar la mente, lo cual produce una gran sensación de bienestar. El yoga es un método fabuloso para reducir los niveles de estrés y se puede hacer a cualquier edad, de manera que nunca es muy tarde para empezar. La flexibilidad es un componente esencial, tanto física como mentalmente: una mente flexible equivale a un cuerpo flexible. El yoga utiliza las asanas (posturas) que normalmente conservan su nombre antiguo: el Pez, el Puente, el Arco, el Escorpión, etc. Se cree que pueden beneficiar diferentes partes del cuerpo y se mantienen durante un tiempo determinado para estirar y fortalecer los músculos. La postura sobre los hombros por ejemplo, masajea el tiroides y es beneficiosa para la mente porque mejora la circulación de la sangre en la cabeza. ¿Merece la pena intentarlo? La asana más sencilla es la postura del Cadáver que implica tumbarse en el suelo con los ojos cerrados. La respiración debe ser lenta y cadenciada, y los brazos deben estar situados en un ángulo de unos cuarenta y cinco grados a los lados del cuerpo.

Otra idea más...

Por qué no le echas un vistazo a la IDEA 28, *¡Ponte derecho!*, sobre su hermano menor el pilates. Y si te interesa el tema de la respiración, ve a la IDEA 48, *Inspira, espira*.

El yoga es realmente un estilo de vida más que una disciplina de ejercicios. Se basa en una buena respiración o relajación y en una dieta «adecuada». Es una filosofía de vida muy poderosa que es aparentemente simple y tremendamente dinámica. Una buena dieta según los yoghis es normalmente una dieta vegetariana consistente en alimentos sattva como los cereales integrales, la fruta fresca y las verduras. La dieta en sí se divide en tres secciones principales: los alimentos sattva, que acabo de mencionar; los rajásicos, que son alimentos picantes y amargos (ej. café, té, chocolate, sal, hierbas fuertes, pescado) que rompen el equilibrio mente-cuerpo; y las tamásicos (ej. carne, alcohol, ajo, cebolla) que no benefician ni a la mente ni al cuerpo porque promueven una sensación de inercia. Los alimentos fermentados o los poco maduros están considerados como Tamásicos.

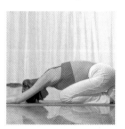

La frase

«Las asanas nos hacen más fuertes, nos liberan de las enfermedades y aligeran nuestro cuerpo».

HATHA YOGA PRIDIPIKA

La frase

«El alma que se mueve en el mundo de los sentidos en armonía... encuentra descanso en el silencio».

BHAGAVAD GITA

¿Cuál es tu duda?

P Me gustaría llegar más lejos en mi práctica del yoga. ¿Qué me aconsejas?

R *¿Por qué no disfrutas de unas vacaciones yoga? Hay muchas ofertas disponibles, mi consejo es que consultes www.encuentrosdeyoga.com. En otro orden de cosas, puedes elegir algún libro avanzado, con fotos para practicar en casa.*

P Estoy embarazada. ¿Puedo seguir haciendo yoga?

R *Sí, pero pregúntale a un profesor de yoga diplomado cuáles son los ejercicios adecuados y cuáles deberías evitar, pues es muy importante que no te esfuerces más de la cuenta. Con frecuencia hay clases especiales para embarazadas y te recomiendo que consultes la página del Centro Sivananda en España (www.sivananda.org/madrid/).*

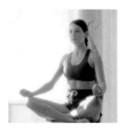
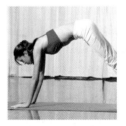

33

¡A jugar!

Si no has vuelto a practicar un deporte de equipo desde la edad del pavo cuando te pasabas los días mirando a los chicos, luchando contra el acné y buscando la oportunidad de beber alcohol, no sabes lo que te estás perdiendo.

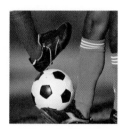

Yo odiaba los deportes de equipo cuando estaba en el colegio y todavía a veces tengo pesadillas con llenarme de barro, hacerme heridas en las rodillas y sufrir el sadismo de los profesores de gimnasia. La verdad es que podía haber hecho cosas más agradables como ver la tele o pensar en los chicos que me gustaban.

Había un problema con la manera en que se enseñaba deporte en mi colegio. A los que se les daban bien se les mimaba y animaba, a veces incluso hasta la exageración: algunos se llegaban a cansar y lo dejaban. Los que no eran tan buenos eran marginados porque el principio básico era ganar a toda costa a los otros equipos o colegios. Algo me dice que mi experiencia no es única. De mayor tienes la oportunidad de practicar un deporte simple y llanamente porque te gusta. Si te da por jugar a algo ahora no hace falta que seas bueno, simplemente te tiene que gustar. Seguro que es fácil encontrar un club de tu nivel que te acogerá con los brazos abiertos. A cambio, tendrás la oportunidad de romper con la rutina y estar más activo. El deporte no es solo estar en buena forma física. Para muchos el deporte es una manera de hacer amigos o de romper con la rutina cotidiana. Algunos hasta lo utilizan como una excusa para viajar. Sé al menos de un equipo de fútbol surgido de un grupo de amigos que se reunían en un bar los fines de semana, que se dedica a viajar a otros países para jugar con equipos que comparten la misma filosofía.

Una buena idea...

Piensa bien qué tipo de deporte te gustaría practicar, hay algo más aparte del fútbol y el tenis. ¿Por qué no haces algo completamente distinto? Si siempre te ha gustado disfrutar de la piscina aunque no nadases muy bien puedes probar con Octopush, jockey bajo agua. No importa lo bueno que sea un jugador, su tiempo con la pelota acaba en el momento en que tiene que salir a la superficie para respirar.

LOS DEPORTES DE RAQUETA

Para la mayoría de nosotros, la idea de jugar un deporte de raqueta nos lleva automáticamente a pensar en el tenis o en el squash, que son estupendos pero no nos olvidemos de que casi todos los deportes de raqueta requieren habilidad, estamina y potencia. Pueden llegar a ser muy divertidos y van acompañados de todo un ambientillo, pero para disfrutarlos hace falta estar en forma y no al revés. A menos que tengas una base sólida, te puede venir bien ir a clases que te ayuden a dominar la técnica y el reglamento. ¿No se te había ocurrido jugar al badminton? Aunque es un juego muy rápido, es casi el único deporte de raqueta que puede jugarse de una manera pausada entre dos personas que así lo decidan. ¿Por qué no lo intentas, aunque solo lo utilices como una manera de calentar antes de hacer algo más enérgico?

...y otra

Plantéate actividades como el jockey sobre patines, la esgrima o la pelota vasca, que posiblemente sean deportes completamente diferentes de los que practicabas cuando eras más joven y procura eliminar cualquier idea preconcebida al respecto. ¿Qué importa lo bueno o malo que seas en ellos?

LOS DE PELOTA

Los deportes de pelota como el fútbol o el rugby son juegos explosivos donde caminar, trotar y correr se alternan. En lugar de optar por la versión seria puedes pasártelo mejor si eliges las más populares como el futbito. Además hay versiones menos agresivas de algunos de estos deportes como el rugby touch. Por otro lado las barreras entre los sexos parecen ir cediendo y ya hay equipos femeninos repartidos por todo el mundo.

Otra idea más...

Si quieres hacer algo pero prefieres hacerlo por tu cuenta consulta la IDEA 23, *A correr*.

LOS BOLOS

Los bolos no son un deporte especialmente dinámico, pero te permite relacionarte con otras personas y se puede aplicar a otros juegos dependiendo de dónde estés. El que se practica sobre hierba parece tener una imagen más reposada, aunque la habilidad que se necesita es prácticamente igual, y el equivalente francés, la petanca, se puede encontrar hoy en día en cualquier playa o lugar del planeta. Lo genial sobre los bolos es que es asequible para todo el mundo y el equipo necesario (los zapatos y los bolos) los suele proporcionar la bolera.

La frase

«Cualquier tipo de ejercicio es mejor que nada. Caminar es mejor que quedarse sentado delante del televisor y practicar un deporte es mejor para la salud que ser un simple espectador».

ARNOLD SCHWARZENEGGER

¿Cuál es tu duda?

P Me atrae bastante la idea de practicar un deporte nuevo, pero me preocupa hacer el ridículo. ¿No se reirán de mí los demás?

R *Si en tu club se comportan así, déjalo y busca otro. Hay sitios para todos los niveles así que infórmate y habla con los responsables. Lo más seguro es que hagan todo lo posible para animarte, y si se topan con gente que pregunta pero que después no aparece, seguro que te pondrán las cosas fáciles. Si de verdad estás muy motivado pídeles que te pongan en contacto con más personas como tú y a lo mejor puedes organizar tu propio club.*

P ¿Qué pasa con el precio del equipo?

R *Explora todas las posibilidades de tu club antes de gastarte dinero en un equipo. Pregunta si te pueden prestar algo mientras te vas organizando, aprovecha las ofertas en las revistas de segunda mano o las liquidaciones de algunas tiendas.*

34

El balneario en casa

¿Para qué vas a invertir en tratamientos de belleza cuando puedes conseguir prácticamente lo mismo en casa? Crea tu propio centro de belleza, descuelga el teléfono, recuéstate y disfruta.

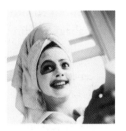

Elige un fin de semana, invita a algunas amigas y aprovisiónate de alimentos saludables. Esto no excluye a los chicos, por supuesto. Por favor uníos a nosotras.

DESPIERTATE CON ENERGÍA

Primero lo más importante, nada más salir de la cama ve y hazte una taza de agua caliente con limón o lima. De esta forma ayudarás a tu organismo a eliminar las toxinas que ha ido produciendo a lo largo de la noche. Después, un batido, delicioso y lleno de energía, puede ser tu opción para el desayuno.

Antes del ritual matutino del baño comienza la mañana frotando tu piel con un cepillo. Además de ser lo que nos separa del exterior, la piel es un órgano importante para la eliminación. Cepillar la piel seca es una manera estupenda y muy barata de favorecer la circulación de la sangre y la linfática, y de eliminar las células muertas. El fluido linfático lleva los nutrientes a las células y arrastra las toxinas, y el corazón no se ocupa de bombearlo sino que necesita activarse a través del movimiento y del masaje. Al principio la piel puede ponerse un poco sensible, pero te aseguro que vale la pena. Verás qué agradable cosquilleo sientes después bajo una ducha fría, aunque posiblemente quieras empezar con una ducha tibia. Tranquila, no te llamaré gallina. Recuerda que para estar guapa hay que sufrir y esto te ayudará a combatir la celulitis, así que insiste. Compra un cepillo de cerdas naturales con un mango largo, comienza por los pies y cepilla describiendo amplios ochos hacia arriba, en dirección al corazón. En cuanto a los brazos y el pecho cepilla hacia abajo, en dirección contraria a la anterior. Y no cepilles ninguna parte delicada.

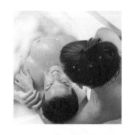

Una buena idea...

Cuelga una bolsita de algodón o un calcetín viejo (limpio, por favor) lleno de copos de avena debajo del grifo del agua caliente mientras llenas el baño. La avena tiene propiedades que suavizan e hidratan la piel. Esto está especialmente indicado para los que sufren de problemas de piel seca o eczema. Ah, y una última cosa, no dejes que la avena entre en el agua porque sería un asco.

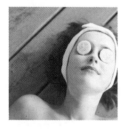

El perfume de los productos que utilizamos es muy importante y los aceites de aromaterapia pueden utilizarse en el baño para convertirlo en una experiencia diferente o bien añadirlos en un poco de agua para usarlos en un quemador. En cualquier caso ten cuidado porque los aceites esenciales son muy inflamables. Puedes comprarlos en www.kobashi.com.

Otra idea más...

La IDEA 13, *¡Desintoxícate!*, es de lectura obligada ya que sería una buena idea someterse a una desintoxicación a la vez que disfrutas de tu propio spa. La IDEA 10, *A flor de piel*, también merece un vistazo.

Date el gustazo de disfrutar de la fangoterapia. Puedes encontrar cataplasmas o compresas de barro desintoxicante en www.biopharmapro.com. Están diseñadas para limpiar y tonificar la piel y para eliminar toxinas. Hasta es posible perder algún que otro centímetro.

Por la tarde ve a tu gimnasio para darte una sauna y si no te sientes mal con toda la experiencia desintoxicante, antes de irte a la cama colócate dos cataplasmas desintoxicantes en los pies. A la mañana siguiente te horrorizará ver toda la porquería que hay pegada, son tus propios deshechos de toxinas.

La frase

«La belleza depende de los ojos del que mira».

Un refrán popular, pero ¿a quién le importa?

¿Cuál es tu duda?

P   Los productos de belleza suelen ser caros. ¿Hay algo que pueda usar en mi casa que no cueste una fortuna?

R   *Las sales Epsom (sulfato de magnesio) añadidas al baño extraen las toxinas del cuerpo, relajan los músculos y son un sedante natural para el cuerpo. Necesitas poner alrededor de un kilo de sales en el baño y permanecer en él una media hora. La mejor hora de tomar este tipo de baño es por la noche antes de irse a dormir porque facilitan la relajación y el sueño profundo.*

P He oído hablar de los beneficios de la exfoliación. ¿Cómo puedo hacerla de manera eficaz?

R *Las sales tienen unos resultados estupendos, pero elige unas que no tenga una base de aceite mineral sino de jojoba o de aceite de girasol. Tampoco optes por los que tienen una fragancia muy fuerte.*

P ¿Cómo puedo suavizar la piel de la cara?

R *Añade agua de pétalos florales al agua con la que te limpias la cara, preferentemente rosa, manzanilla o saúco. Los preparados para infusión son una buena opción. Los pulverizadores de pepino y de rosa son estupendos para revitalizar la cara por la mañana, justo antes o después de la hidratante, o después de una mascarilla o de un tratamiento con vapor. También son buenos para rehidratar la cara o el ambiente que te rodea en un avión, y resultan muy refrescantes en verano si se ponen en el frigorífico y se usan en un día de mucho calor.*

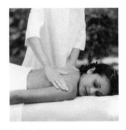
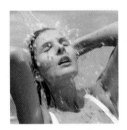

35

La batalla de la comida

O cómo podemos despegar a nuestros hijos de la tele y hacer que se coman las verduras.

Lo estamos viendo en la televisión y lo leemos en los periódicos, los niños cada vez están más gordos, es un hecho.

En los últimos diez años, la proporción de niños de menos de cuatro años con sobrepeso en Europa ha aumentado de una sexta a una cuarta parte de la población de esa edad. ¿Qué está pasando? La imagen idílica de la infancia que ofrecen los cuentos de Celia por ejemplo, posiblemente desapareció en cuanto las consolas y la televisión se convirtieron en los principales entretenimientos de los niños. Los padres de hoy no tienen tiempo y parece que los niños tampoco, porque los colegios son cada vez más competitivos y los exámenes empiezan cada vez a edades más tempranas.

Los colegios actualmente ponen menos énfasis en el deporte y algunos incluso han caído en manos de los fabricantes de refrescos, que utilizan los colegios como su particular campo de batalla y luchan por instalar sus máquinas expendedoras en los pasillos. No es de extrañar que nuestros hijos utilicen cada vez tallas más grandes: están comiendo más de la cuenta.

¿UN TRABAJO DURO?

Si sospechas que tu hijo tiene sobrepeso (consulta la página www.saludinfantil.com), puede ser que quieras quitarte la mota de tu propio ojo y poner la casa en orden. Piensa en tus propios hábitos de alimentación y de ejercicio dado que los niños suelen imitar lo que ven en los padres. A lo mejor ha llegado el momento de reflexionar seriamente sobre el estilo de vida de la familia y de hacer algo drástico. Limita el tiempo de televisión a una hora al día durante la semana y a una hora y cuarto los fines de semana. Utiliza los fines de semana para hacer ejercicio en familia. Actividades como caminar o nadar son fáciles y divertidas o bien haceos de un club de atletismo o de artes marciales (fantásticas para aumentar la seguridad en sí mismos de los niños). Incluso te puedes poner de acuerdo con otras familias y crear un cierta rutina de actividades juntos. Llevar a los niños al mercado local puede resultar divertido y toda la variedad de productos que verán les servirá para descubrir los alimentos en un ambiente estimulante.

Una buena idea...

Aprovecha para formar a tus hijos desde edad temprana en esto de la comida y hazlo de una manera divertida. Pídeles que te ayuden en la cocina, organiza concursos o utiliza los cuentos para hablar de la comida e introduce frases como: «Los conejos comen zanahorias muy nutritivas. ¿A qué nunca has visto un conejo que llevase gafas?». La influencia de la televisión y de los compañeros es tan grande que debes hacerte notar o te perderás en el océano de las alitas de pollo y las hamburguesas. Acostúmbralos cuanto antes a las comidas sin sal y sin azúcar y verás la cara que ponen al probar la comida basura.

Nunca pongas a tu hijo a régimen porque esto puede acarrearos más tarde problemas tanto a él como a ti, ya que puede desarrollar complejos que degeneren en desórdenes de alimentación. En su lugar, introdúcelos poco a poco en hábitos de alimentación saludables de forma que en lugar de decirles «no» todo el tiempo, digas «sí» por la abundancia de frutas y de verduras disponibles. Preparar verduras con salsas para mojar como el humus, es una manera estupenda de hacer que tus hijos las coman. Otra recomendación es que hagas postres que incluyan fruta, así conseguirás que la coman. Puedes colgar una tabla donde está una lista de la cantidad de piezas de fruta que hayan tomado en una semana y puntuarlo con estrellas brillantes. Al final del mes puedes premiarlos con alguna cosita.

Otra idea más...

Intenta ser creativo a la hora de implicar a tus hijos en actividades deportivas. Consulta la IDEA 26, *Cualquier momento es bueno*, al respecto. Intenta que te ayuden con las tareas domésticas, pero empieza pronto o la televisión te ganará la partida. Lee también la IDEA 20, *Nutrición: las bases*.

Aunque no puedes controlar lo que pasa fuera de casa, al menos puedes vigilar con qué tipo de comida entran en contacto tus hijos. Por lo tanto, no tengas alimentos poco saludables y que engordan en casa. Mejores opciones si necesitan comer algo entre horas son trozos de manzana y una porción de queso, galletas de avena o zanahorias con humus, plátanos y frutos secos (estos últimos no son muy recomendables para los niños pequeños porque se pueden atragantar). Pon algún ingrediente extra en las pizzas que compres ya hechas para hacerlas más nutritivas y limita el tamaño de la ración.

Hacer todo lo anterior te evitará un montón de problemas por el camino.

La frase

«Dame un niño hasta los siete años y te enseñaré al hombre».

Doctrina jesuita.

¿Cuál es tu duda?

P Si te digo la verdad soy una persona muy ocupada. ¿De dónde saco tiempo para preparar comida sana para mis hijos?

R *Si no tienes tiempo para estar en la cocina todo el día y los precocinados son la solución empieza por elegir mejor. Por ejemplo, compra salchichas que tengan un ochenta y cinco por ciento de carne y judías bajas en sal y en azúcar. También opta por las barritas de pescado y cuando las compres en un establecimiento de comida rápida quítale el rebozado y acompáñalo con una verdura u hortaliza para hacerlo más nutritivo. Con el curry, elige el arroz cocido no el frito y si puede tener verduras mejor.*

P Siento que luchar contra los anuncios que ofrecen determinados alimentos para el público infantil es una batalla perdida.

R *Haz que el mundo de la publicidad sea tu aliado y utiliza su mismo lenguaje. Prepara tú misma tus propios bocaditos de pollo con formas y también puedes intentarlo con las pastas con formas de animalito. Y, por supuesto, busca ayuda en libros especializados.*

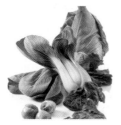 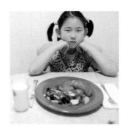

36

A vueltas con la piel

La piel es el órgano con más superficie de tu cuerpo. Refleja tu estado de salud y, al contrario que tus otros órganos, está expuesta a las miradas de todo el mundo.

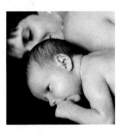

Una piel pálida, llena de manchas, revela que no le estás prestando la atención necesaria. Puedes hacer mucho para mejorarla tanto desde fuera como desde dentro. Se trata simplemente de encontrar los productos adecuados para ti y de usarlos con regularidad.

ANTES DE EMPEZAR

¿A que a todos nos gusta la luz del sol? Ponerse al sol tiene muchos beneficios para la salud, pero como ocurre con casi todas las cosas, nada es bueno en exceso. El problema es que el sol deshidrata porque aumenta la evaporación del agua de la superficie de la piel. Necesitas muchos antioxidantes o agentes capaces de protegerte de los factores medioambientales adversos. Estos se pueden encontrar como ya habrás imaginado en la fruta y las verduras. Obviamente tomar agua también está recomendado, al menos dos litros de agua al día es lo aconsejable. Y por supuesto, olvídate del tabaco y del alcohol. Sabes que te sienta mal y desde luego no te ayuda en absoluto (especialmente a tu hígado) en el camino a la desintoxicación. Una última cosa: recuerda lo importantes que son los ácidos grasos esenciales en la dieta ya que la piel los necesita para estar bien hidratada, por lo tanto, ya sabes, toma muchos frutos secos, semillas y pescado azul.

Una buena idea...

Date el gusto de disfrutar de un masaje facial. Son maravillosos para la circulación. Los salones Yves Rocher son estupendos (www.yvesrocher.com) y aunque tienden a ser un poquito caros, la inversión merece la pena. De manera alternativa también lo puedes hacer tu misma con un masaje casero. En el sitio web www.compranatural.com puedes conseguir aceites faciales como de rosa, muy recomendable. Pero hay toda una serie de páginas web que ofrecen información sobre el tema. Escribe «masaje facial» en el buscador Google y verás.

¡RUTINA, RUTINA!

Recuerdo que mis compañeras de universidad se reían de mí por usar productos caros para mi piel. No hay nada malo con el agua y el jabón decían. Pero los años demuestran que no es así. Siempre he usado productos caros, desde que mi madre me compró mi primera hidratante a los trece años. Por supuesto que no tienes que gastarte una fortuna en tratamientos para la piel y lo caro no es siempre necesariamente bueno. Pero acostumbrarse a seguir una rutina es vital. Yo he podido comprobar que mis productos caros han valido la pena y, desde luego, su valor se refleja en lo bien que está mi piel.

La segunda cosa que aprendí muy pronto en la vida fue a desmaquillarme aunque me fuera muy tarde a la cama. Cuando tenía quince años, mi amiga Elena se quedó a dormir conmigo después de una fiesta. A las cuatro de la madrugada allí estaba ella quitándose con mucho cuidado el maquillaje de la cara. Tenía una piel preciosa. Yo, sin embargo me había metido en la cama con la cara llena de churretes. ¡Qué vergüenza! Desde entonces, independientemente de la hora que sea, me limpió la cara a fondo antes de irme a dormir.

Otra idea más...

Ve a la IDEA 10, *A flor de piel*, para ver cómo influye la dieta en la salud de la piel. La IDEA 13, *¡Desintoxícate!*, puede ayudarte a poner en claro algunas dudas y entérate de por qué necesitas agua en la IDEA 11, *Bebe agua*.

Lo más importante que puedes hacer para reanimar la piel es exfoliarla. La exfoliación no es algo que tengas que hacer todos los días, con una vez a la semana basta. A medida que nos hacemos mayores, tenemos que asegurarnos de exfoliar la piel con regularidad, de otra forma, si no limpiamos la piel con asiduidad las arrugas se marcarán más. Cuantos más años tiene una piel más delicada tiene que ser la exfoliación, nada de restregar o frotar enérgicamente ni de productos a base de ácidos de frutas. Mon Deconatur tiene un exfoliante facial a base de micro-partículas de bambú, jojoba y aceites esenciales de tilo y limón. Otra alternativa es preparar un exfoliante casero a base de dos cucharaditas de avena y dos de almendras molidas mezcladas en agua de rosas. Aplícalo sobre la piel a base de un masaje en pequeños círculos y después enjuágala con abundante agua.

La frase

«Puedes tener cualquier cosa que desees, si lo deseas con suficiente fuerza. Puedes llegar a ser lo que quieras, hacer lo que te hayas propuesto, si te concentras en ese deseo con ese único propósito en mente».

WILLIAM ADAMS (¡así que si quieres tener una piel preciosa empieza a cuidarla!)

¿Cuál es tu duda?

P Mi piel tiene un aspecto apagado. ¿Qué puedo hacer para que tenga más luz?

R *Utiliza una mascarilla. Hay algunas magníficas en el mercado, pero las que yo prefiero son las del Dr. Hauschka y o la Mascarilla Elite de Yipsophilia (todas se pueden comprar a través de www.compranatural.com).*

P Lo he intentado todo y mi piel sigue teniendo un aspecto desastroso. ¿Alguna idea?

R *Podría merecer la pena hacerse una limpieza de cutis. Me gustan los productos que ofrece Clarins para esto y no son muy caros. La piel además suele agradecerlo. Y qué duda cabe que si te pones en manos de un profesional conseguirás una motivación extra para cuidar de tu piel.*

P Con todo este hablar de la cara, parece que se nos ha olvidado hablar del cuerpo, ¿qué pasa con él?

R *Una manera barata de exfoliar la piel es usar sal marina. Frota bien todo el cuerpo salvo las zonas más sensibles y enjuágate. Si eres capaz, date una ducha fría y verás que buena sensación te deja.*

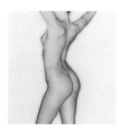 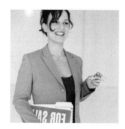

37

Vestirse para triunfar

¿Qué tiene que ver la forma de vestir con tu salud integral? Veamos, el mejor reflejo de una buena salud tanto mental como física es una apariencia cuidada.

Quien no cuida su aspecto está diciéndole al mundo: «No valoro quien soy». Sin embargo, el que se viste bien parece proclamar: «Aquí estoy, dispuesto a aprovechar al máximo las oportunidades que me ofrece la vida».

Puede ser que creas que si te pones una camiseta ajustada con la que enseñas la barriga vas a conseguir el trabajo que deseas, el que te pondrá en la cúspide, pero recuerda que, con la excepción de las modelos, la mayor parte de la gente pierde más que gana si desvela más encantos de la cuenta a los demás. Deja esto para otras ocasiones.

Vestirse para triunfar es sobre todo cuestión de tener mucho estilo, sin dar la sensación de parecer aburrido o anticuado. Puedes expresar tu personalidad pero también tienes que tener en cuenta quién te está mirando. Piensa en ti mismo como en tu propio director de marketing. El producto eres tú. Por otra parte, estoy segura de que tu madre te enseñó las tres reglas básicas: «¡Cara limpia, manos limpias e ir bien peinado!»

¡QUÉ CORTE!

Un buen corte lo es todo, incluso si solo tienes un par de conjuntos buenos en el armario. Compleméntalos con prendas más baratas que le vayan bien. Por ejemplo, no tiene sentido gastarse una fortuna en suéteres, camisetas y pantalones o faldas de diario. Hay muchos lugares fantásticos de ropa barata y también puedes visitar eBay (www.ebay.es) para comprar ropa de marca a buenos precios.

Una buena idea...

Pide ayuda. La mayor parte de los grandes almacenes tienen dependientes que te pueden aconsejar. No te avergüences si tu presupuesto es reducido.

La otra regla de oro es asegurarse de que tienes unos zapatos en condiciones. ¡Y bien limpios! Ya sé que es un tópico pero la gente se fija en los zapatos. Ten cuidado al elegir, unos zapatos demasiado excéntricos pueden granjearte algún que otro disgusto, aunque claro, si eres un fetichista del calzado, ¡adelante!, no me meto. Chicas, aseguraos de que lleváis un bolso de calidad y de que no va hasta arriba de cosas. También llevad un bloc de notas y un bolígrafo en alguna parte a la que podáis acceder fácilmente, porque será difícil impresionar a alguien si tardáis media hora en abriros paso entre los montones de cosas que lleváis. Haced limpieza en el bolso una vez a la semana y veréis lo fácil que es ir acumulando cosas. Una vez me topé con que llevaba una semana con una armónica en el bolso y un libro llamado Armónica para principiantes. No creo que los usase todos los días.

El aspecto de las manos es importante, así que procura cuidarte las uñas. Date el gusto de ir a la manicura una vez al mes si te lo puedes permitir y como mínimo mantén las uñas cortas y limpias. Una palabra sobre el maquillaje. ¡No te excedas nunca! Cuando te quedes sin inspiración acude a la sección de cosmética de unos grandes almacenes y pide consejo. Te lo darán gratis. Mi firma preferida es Börlind (http://borlind.es.inter.net/) porque consiguen darte un toque natural en lugar de pintarte como una mona.

Otra idea más...

Para más ideas sobre sentirse de maravilla y aparentarlo consulta la IDEA 41, *Autoestima por las nubes*.

Si no estás segura de qué color te favorece más, puedes intentar localizar alguna persona que te asesore a través de www.cosmobelleza.com. No tienes por qué seguir todos sus consejos, pero tener una mínima idea de qué te sienta bien puede evitar que cometas un error. Para los hombres hay algunas ideas en www.milano.es.

Merece la pena comprar uno o dos pares de pantalones sastre. Yo compro mis pantalones en Cortefiel (www.cortefiel.es) que ofrece una buena variedad de modelos. Chicos, no caigáis en la tentación de comprar un traje barato. Deberías tener al menos uno que os hiciera sentir fenomenal y estar orgulloso de él. Mi preferido en este sentido es Emilio Tucci, pero cualquier cosa de buena calidad y que te siente bien vale, salvo que sea brillante. Eso no, ¡cielos!

La frase

«Menos es más».

LUDWIG MIES VAN DER ROHE

¿Cuál es tu duda?

P ¿Cómo puedo expresar mi personalidad? ¿Y si soy como el resto de la gente?

R *¡Complementos, complementos, complementos! Te prometo que merece la pena invertir en una preciosa gargantilla o en un original pañuelo. Nunca lleves uno que se vea barato y de poca calidad.*

P   Podemos ir como queramos al trabajo. Me encanta un top que tengo con el que se me ve la barriga, ¿por qué no me lo voy a poner?

R   *En primer lugar debes juzgar por ti misma el tipo de ambiente laboral en el que te mueves y obrar en consecuencia. Si trabajas en un despacho de abogados el código en el vestir será completamente diferente a si trabajas en un estudio de televisión donde algo más informal será del todo aceptable. Yo, de todos modos, no te aconsejo llevar ese tipo de tops. Creo que puedes dejar ese tipo de prendas para tu tiempo libre. Y además, ¿a quién no le gusta reservar algo para sí en lugar de enseñarlo todo? Mi consejo: crea un poco de misterio.*

Observa a la gente que de verdad quiere triunfar en sus carreras profesionales. Seguro que no llevan ese flamante top, independientemente de que sean abogados o trabajen para la tele.

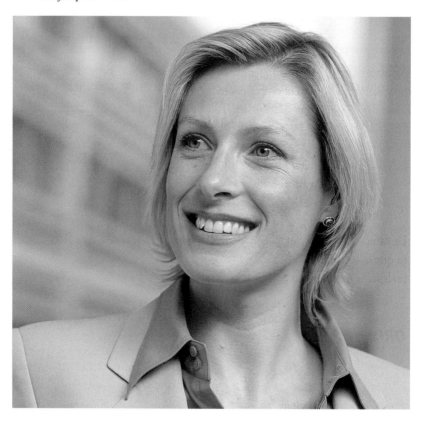

38

Diseña tu propia vida

A veces no son las personas con más talento, las más dotadas o las fuera de serie las que alcanzan la cima.

¿Alguna vez te has preguntado cómo es que Gutiérrez ha llegado a ser presidente de la empresa y tú sigues clasificando el correo a pesar de contar con la misma educación, ser más encantador, tener más habilidad para las matemáticas y ser más guapo?

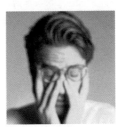

La diferencia entre tú y él es la manera que tenéis de pensar. Gutiérrez sabía lo que quería y estaba preparado para luchar por ello. Pero en tu caso, ¿sabes realmente a dónde vas o simplemente andas por ahí flotando en el limbo del «no tengo ni idea»?

ORDENA TUS PENSAMIENTOS

Cuando el famoso industrial Andrew Carnegie le encomendó a Napoleon Hill la tarea de descubrir las claves del éxito de algunas personas, este encontró una serie de elementos comunes en los cientos de personas que entrevistó. Uno de los principios básicos es que tienes que ser firme en tu propósito o no llegarás nunca a tu destino. La firmeza ante la consecución de un propósito equivale a ponerse objetivos, tienes que saber adónde vas y ponerte un plan para conseguirlo. En palabras de este gran hombre: «Vivimos en un mundo de superabundancia, con todo lo que el corazón puede desear a nuestro alcance y lo único que nos separa de nuestros deseos es la falta de firmeza en el logro de nuestros propósitos».

Una buena idea...

Si un objetivo parece demasiado difícil de acometer, resiste la tentación de salir corriendo y trata de afrontarlo por partes. En primer lugar considera la situación a largo plazo, por ejemplo cinco años. ¿Te ves a ti mismo en esa oficina de la esquina de la Castellana o en la playa disfrutando con tus hijos? Si prefieres la última ya puedes espabilarte para empezar a ganar más dinero. Pregúntate a ti mismo qué es lo que necesitas para lograrlo. ¿Puedes ganar más en tu trabajo actual? ¿Necesitas cambiar de trabajo? ¿Deberías crear tu propia empresa? Una vez que tengas claro qué deberías hacer para conseguir tu gran meta, decide qué podrías hacer en el día de hoy para lograrlo, sin importar lo insignificante que esto sea.

La mayoría de la gente habrá oído hablar de la clase de Harvard del año 1954 en la que evaluaron los resultados de aquellos que se habían propuesto metas frente a los que no lo hicieron. Los que lo hicieron terminaron siendo más ricos, más felices y disfrutando de más tiempo libre.

Otra idea más...

Si este capítulo te interesa lee también la IDEA 42, *La imaginación al poder*. También consulta la IDEA 43, *Consigue tus metas*.

Ve y toma lápiz y papel ahora mismo y comienza a hacer una lista de las cosas que te gustaría tener o hacer. Debes ser específico cuando pongas por escrito tus objetivos. Si, por ejemplo, quieres un coche, especifica el tipo de coche que deseas o puedes acabar con un cacharro (si es eso lo que quieres, tú sabrás). A continuación fija una fecha para cumplir con esa meta y, finalmente, hazte un plan sobre cómo podrías lograrla. En este sentido todo te resultaría más fácil contando con la ayuda de un experto en coaching vital. Y ahora lo importante es llevarlo a la práctica. Tener a alguien al lado para que te apoye es una manera estupenda de asegurarse de que los objetivos se cumplen.

La frase

«Todo aquello que la mente humana puede concebir y creer, también lo puede lograr».

NAPOLEON HILL

La visualización puede ser una manera poderosa de reforzar las metas y a veces produce resultados asombrosos. Hace muchos años estaba buscando un apartamento y quería algo espacioso en un lugar céntrico, donde no tuviera que pagar una renta muy alta. ¡Poco probable! Sin embargo, al día siguiente una amiga me dejó un mensaje preguntándome si conocía a alguien que quisiera cuidar de un piso de dos habitaciones justo en la zona de la ciudad donde yo quería vivir. Tenía que pagar muy poco por él.

La frase

«Nada ocurre sin haber sido un sueño antes».

CARL SANDBURG

¿Cuál es tu duda?

P No dejo de pensar en sentarme y poner en claro mis objetivos, pero no acabo de hacerlo. Creo que tengo miedo de comprometerme con lo que escriba.

R *¡Tú y todo el mundo! No te quedes estancado pensando en tu elección, simplemente utilízalo como una manera de verter lo que tienes en la cabeza incluso aunque sea poco práctico. Además, no intentes establecer todos tus objetivos en una única sesión, simplemente ten una hoja de papel a mano y continúa añadiendo lo que surja. Desde paracaidismo a cazar tiburones a aprender chino, no dejes nada fuera y encontrarás que las ideas que verdaderamente quieres llevar a cabo subirán como la espuma en la lista. Lánzate a por ellas.*

P Suelo plantearme nuevos objetivos al principio de cada año. Llevo haciéndolo año tras año. ¿Cómo puedo evolucionar?

R *Cuando las empresas fijan objetivos financieros también ponen fecha a la auditoria que evaluará los resultados. ¿Por qué no haces lo mismo? Todos tenemos nuestra lista de propósitos de Año Nuevo, pero muy pocos nos ponemos límites de tiempo para lograrlos, ni tenemos un registro de los mismos para poder revisarlos y tachar los conseguidos. A veces un objetivo permanecerá en la lista durante años. De hecho una amiga mía, tuvo en la suya «dejar de fumar» durante siete años. Al final lo consiguió y ha conservado todas sus listas de objetivos pasadas para recordarlo.*

39

Cambia el chip

Si sientes que estás arruinando tu vida, haz balance y empieza a actuar de manera diferente.

La rutina diaria suele consistir en levantarse y arreglarse, ir a la parada del autobús, sobrevivir al barullo de gente que espera, trabajar y volver a casa. A eso de las once en punto es hora de irse a la cama o si no al día siguiente estarás demasiado cansada para trabajar.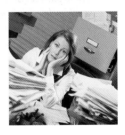

Y, ¿para qué tanto lío? ¿Para seguir atrapado en la rueda de la hipoteca como si fueras un hámster?

LA RUEDA DE LA VIDA

Hablando de ruedas, una gran herramienta que puedes usar para crear un equilibrio vital nuevo es una «rueda de la vida». Te servirá para puntuar diferentes aspectos de tu vida y comprobar dónde puedes estar fallando. Toma un papel y dibuja un gran círculo. No tiene que ser perfecto, ¡al parecer solo los locos son capaces de hacerlo! Divide el círculo en ocho o doce porciones diferentes, como si fueran los ejes de una rueda. Asigna a cada porción un área de tu vida: amor, trabajo, amistad, salud, espiritualidad, familia, sueños, experiencias, aspiraciones, ocio y tiempo libre, desarrollo personal y educación, actitud y dinero. Escoge los que más te interesen. Puntúa cada sección de cero a diez partiendo de que diez es perfecto y se queda en la zona exterior del círculo y cero es una puntuación muy baja y se sitúa en el centro. A propósito, puedes conseguir ayuda en tu proceso de toma de conciencia en www.psicologia-online.com. Ahora une los puntos y tu rueda de la vida debería estar ocupada por el trazado de dichos puntos. A través de la imagen resultante podrás ver dónde está más desequilibrada tu vida.

Una buena idea...

Diseñar el plan de tus sueños puede llevar mucho tiempo y reflexión por lo que te recomiendo que te cojas unos días libres para meditar sobre ello. Si es posible, vete a algún lugar reconfortante y donde se respire paz. Si sales de paseo por la playa (o por donde sea), llévate lápiz y papel para tomar notas. Si tienes pareja, invítale a estas mini vacaciones para poner en orden tu vida y contrastad si compartís los mismos sueños. Por ejemplo, a ti te puede apetecer vivir en Madrid mientras que a tu pareja le puede seducir más la idea de vivir cerca de sus padres en Cádiz. Como ves, es bueno implicar a la pareja en esta pequeña aventura. ¡Las cosas de las que te puedes enterar!

Escoge dos o tres de los aspectos que puntúan bajo y empieza a ponerte objetivos en estas áreas. De todos modos, antes de empezar a determinar cuáles van a ser, visualiza todo el conjunto primero y decide hacia donde quieres caminar. ¿Cuál sería tu ideal? ¿Trabajar desde una granja en el sur de Francia con tu portátil? A continuación, empieza a hacer una lista de objetivos que tendrás que cumplir para alcanzar ese gran sueño, aunque solo sea una cosita pequeña cada vez. Haz una cosa al día que te lleve a tu sueño. Por ejemplo, si tu sueño es irte a vivir a Francia, investiga y consigue información sobre casas en el sur de Francia y utiliza Internet para ver qué oportunidades de trabajo hay allí. Puede ser que compruebes que tus metas cambian y evolucionan pero al menos sabrás que las has explorado antes de renunciar a ellas. El propósito del juego es no arrepentirse de llegar a la meta.

Otra idea más...

Para más información sobre planteamiento de objetivos la IDEA 38, *Diseña tu propia vida*, es de lectura obligatoria.

Sin embargo, antes de empezar nada, haz también una lista de verificación. Se trata de listar las cosas cotidianas que afectan a tu vida, por ejemplo, el entorno, la salud, las emociones, el dinero y las relaciones personales. Dentro de cada una de estas secciones, haz una lista con todas las áreas importantes a las que no les has prestado atención y establece unos tiempos para resolver las cuestiones pendientes. Por ejemplo, ¿ahorras el diez por ciento de lo que ganas?, ¿has hecho testamento?, ¿tienes algún crédito?, ¿has encontrado una manera de saldar tus deudas y has 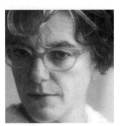 elaborado un plan para conseguirlo? Una vez que te hayas puesto en marcha con esta lista y hayas resuelto todos esos aspectos molestos de tu vida que de alguna manera te retienen, estarás preparado para llevar a cabo tu gran sueño.

La frase

«Las cosas no cambian. Nosotros sí».

Henry David Thoreau

¿Cuál es tu duda?

P Tengo tantas áreas que puntúan bajo en mi rueda de la vida que no sé por dónde empezar.

R *Usa tu instinto. ¿Cuál es la que salta a primera vista? Las áreas que más comúnmente necesitan un toque son las de las relaciones interpersonales y la profesional. Comienza por estas si alguna de ellas aparece en tu lista. Se trata más de ponerse en marcha que de saber con qué área empezar. No pierdas el tiempo y postergues este tema porque tus sueños no pueden esperar más.*

P Me doy cuenta de que el trabajo es parte del problema, pero no tengo ni el dinero ni el tiempo de tomarme unas mini vacaciones. ¿Alguna idea?

R *Claro que sí. Unas mini vacaciones no significan tener que gastar dinero o emplear tiempo en irse fuera. Pueden consistir simplemente en reservar una o dos horas por la noche solo para ti. O quizás podría ser tan fácil como tomarse el sándwich del mediodía en el parque en lugar de en la oficina. También puede consistir en dejar que alguien se encargue de los niños aunque estés en casa, o decirle a tus seres queridos o a tus compañeros del trabajo que no te molesten y, por supuesto, significa descolgar el teléfono. Reserva ese tiempo precioso y utilízalo para calmarte y hacer balance de tu vida.*

40

Con la casa a cuestas

¿Eres de las personas que van acumulando cajas llenas de polvo en una habitación y que tienen los armarios atestados de cachivaches? ¿Hay cosas guardadas en tu casa de las que has preferido olvidarte?

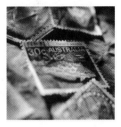

Te estás aferrando a energía procedente del pasado. Todos los objetos poseen su propia resonancia, quiero decir, una cierta memoria. Solo hace falta mirar fotografías antiguas para comprobar la cantidad de emociones que suscitan los recuerdos de otras épocas.

A veces estas emociones son agradables y positivas, pero con frecuencia no ocurre así, miramos atrás con tristeza. Nos preguntamos si las cosas podían haber sido diferentes, comprobamos que éramos más jóvenes y saludables, o que hemos perdido el contacto con las personas que aparecen en nuestras fotos. Nos vemos transportados al «entonces» y claro, dejamos de vivir nuestro «ahora». En otras palabras, nos vemos atrapados por el pasado y no dejamos espacio al futuro. Este es un estado mental poco aconsejable y no se ajusta precisamente a lo que creo que es el bienestar integral.

Conocí a una mujer mayor y algo excéntrica que nunca tiraba nada: su colección de bolsas de plástico era legendaria. Nada, no tiraba nada, ni un ticket de autobús, ni una sola factura, ni siquiera un viejo aparato de radio que parecía a punto de caerse a piezas. Y, ¿sabes qué? Nunca logró nada en la vida. Todos sus sueños no dejaron de ser más que eso, puros sueños, porque todos sus recuerdos la retenían y se sentía obligada a cuidar de toda aquella basura. Lo que se decía a sí misma y al universo era probablemente algo parecido a: «Jamás seré capaz de conseguir todo lo que quiero, así que es mejor que me quede como estoy».

Una buena idea...

Piensa en la posibilidad de alquilar un espacio (cualquier cosa que vaya desde el tamaño de un cajón al de una casa) a una empresa de mudanzas. Una buena página a la que acudir en busca de información es es.gomeo.com. Calcula la cantidad de trastos de la que crees que vas a poder deshacerte y alquila el guardamuebles en relación a ello. Elige una empresa que ofrezca alquileres a corto plazo, de por ejemplo tres meses. No solo conseguirás sacar todas esas cosas de tu casa, también podrás preguntarte si realmente has echado de menos algo cuando finalice el contrato. Si no fue así quizá sea el momento de tirarlas. Si todavía tienes dudas renuévalo por otros tres meses más, pero piensa bien si vale la pena gastarse ese dinero de nuevo.

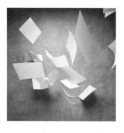

Los recuerdos son por supuesto importantes y es estupendo mirar atrás para recordar los buenos tiempos, pero no hasta el punto del sentimentalismo. Hay un momento en la vida en que la única manera de avanzar es liberarse de las cosas que nos atan. Es ley de vida que en cuanto te deshaces de algo enseguida aparece otra cosa para reemplazarlo. Por lo tanto, ¡no te asustes porque deshacerse de los trastos viejos es tarea de toda una vida!

LA CASA POR LA VENTANA

Empezar es siempre lo más difícil y la única manera de hacerlo es ir por etapas. No intentes limpiar la casa de un golpe. Como dice el refrán, «el que mucho abarca, poco aprieta». Saca tu agenda, escoge dos o tres horas libres y fija tus objetivos. Empieza con algo pequeño como un armario. Pregúntate a ti mismo cuándo fue la última vez que usaste o pensaste sobre las cosas que van apareciendo. Establece un límite de tres meses y si no has pensado, usado o echado de menos algo en los últimos tres meses deshazte de ello. Las reglas del juego son: tirarlo a la basura, archivarlo, regalarlo o buscar la manera de reciclarlo. No te dediques simplemente a ordenar el armario para volver a poner las cosas dentro. ¡Qué pérdida de tiempo tan grande! Recuerda que cuando digo que lo tires no estoy eliminando la posibilidad de dárselo a alguien, llevarlo a una tienda de caridad o venderlo. Pero por el amor de Dios no busques excusas como que llevar tus cosas a uno de estos sitios supone dedicarle mucho tiempo para clasificar y preparar las bolsas, y que puede ser que tus cosas se vayan a acumular en el pasillo durante meses. Prepárate para el gran día. Actualmente existen muchas opciones para almacenar cosas: cajas, archivadores, baúles, etc. Asegúrate de tener suficientes bolsas y cajas y busca los contenedores de tu zona. Llega a un punto tal de organización que sepas que no puedes salirte del guión trazado.

Otra idea más...

Para saber más sobre como organizarse ve a la IDEA 38, *Diseña tu propia vida*, o a la IDEA 39, *Cambia el chip*.

Una vez llegado el gran día, comienza a la hora fijada en tu agenda. No intentes acabarlo todo, haz todo lo que puedas en el tiempo que habías programado. Asegúrate de que tienes un mes lleno de ocasiones para hacer limpieza. Se trata de un proyecto estupendo para realizar con ayuda de un coach. Además, piensa en lo bien que te vas a sentir cuando lo tengas todo hecho. ¡Organizado, eficiente, con la cabeza más clara y libre!

La frase

«Las reglas del trabajo: en el desorden encuentra la simplicidad; en la discordia, la armonía; en medio de la dificultad, la oportunidad».

ALBERT EINSTEIN

¿Cuál es tu duda?

P   ¿Qué ocurre si tiro algo y después me doy cuenta de que lo necesito?

R   *Por esto mismo es por lo que deberías emplear soluciones reversibles como la de alquilar un guardamuebles. En lugar de tirar tus antiguallas a la basura, ponlas fuera de tu vista durante un tiempo y medita si de verdad lo necesitas o no.*

P   Me gusta la idea del guardamuebles pero no tengo dinero para alquilarlo. ¿Qué más cosas puedo hacer para evitar las soluciones definitivas?

R   *¿Alguno de tus familiares o amigos tiene bolsas llenas de cosas que ya no quieren? Seguramente sí. Así que, ¿por qué no les sugieres que hagáis un intercambio de trastos viejos durante tres meses? Esto significa que ambos lograrías sacar cosas de vuestras casas y tendrías la oportunidad de ver si las echáis de menos. Seguro que pasáis un buen rato acordándoos de los viejos tiempos.*

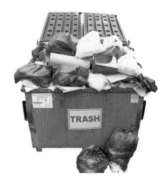

41

Autoestima por las nubes

Definimos quienes somos a partir de toda una vida de experiencias. De niños, nuestra confianza en nosotros mismos se fortalece o se debilita en función de cómo interpretamos lo que ocurre a nuestro alrededor.

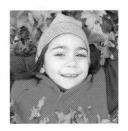

Tengo una amiga cuya visión de los hombres está marcada por las experiencias que tuvo a los cinco años.

Una vez que estaba de vacaciones en la playa con sus padres, se hizo amiga de un niño mayor que ella capaz de construir unos castillos de arena magníficos. Al final del día, después de haberle ayudado con todas sus fuerzas, mi amiga pensó que merecía al menos un beso. Sorprendentemente el chavalito no estaba por la labor y se lo dijo claramente. La sensación de rechazo que sintió fue tan grande que la ha perseguido durante toda su vida. La interpretación que hizo de este hecho fue que los hombres la rechazarían siempre.

A menos que tengas unos padres sensibles y preparados para reinterpretar estos mensajes, solemos ser presa de cientos de suposiciones que se forman en nuestra mente hasta la edad adulta. Un profesor puede haberte dicho que nunca llegarías a nada en la vida o tu primer novio echarte en cara que estabas gorda, y vas tú y te lo crees a pies juntillas. El truco está en saber que todo el mundo filtra la «verdad». En otras palabras, todo el mundo lleva gafas con cristales de color diferente y ven su propia versión de la realidad.

Una buena idea...

Toma perspectiva y comienza a mirar las cosas de manera positiva en lugar de lo contrario. Lo digo muy en serio. Deja de pasar tanto tiempo pensando en el pasado y en el futuro y mirándote el ombligo. Intenta pasar un día pensando en positivo y comprueba lo bien que te sientes con respecto a tu vida. Presta atención a tu cuerpo y a la manera que tienes de presentarte a ti mismo. Deja de encorvarte y en su lugar endereza los hombros, pon la cabeza alta y sonríe. Adoptar la actitud de alguien que está seguro de sí tiene sus efectos y elevará tu autoestima.

HASTA LOS TOPES

Organizar tu hogar es clave para tu autoestima. Saber cuáles son tus límites es vital, de ese modo los que están a tu alrededor no determinarán todo el tiempo quien eres. Si te dejaras llevar por ellos, nunca sabrías de verdad quien quieres ser. No puedes complacer a todo el mundo siempre. Debes hacer lo mejor para ti y saber dónde están tus límites.

La frase

«Saca los problemas de tu cabeza... por las orejas, por los pies o de cualquier otro modo, pero sácalos».

MARK TWAIN

LA QUIMERA DE ORO

La autoestima es una quimera que puede desaparecer cuando menos te lo esperas. El truco está en construir sólidas bases de autoestima de manera que puedas referirte a tus éxitos y saber que tienes un núcleo de seguridades imposible de destruir. Comienza a construir tu propio archivo de éxitos, desde el día en que ganaste el campeonato de tenis hasta cuando conseguiste entrar en la universidad. Si puedes recoger estos momentos en un álbum de recortes, estupendo. Colecciona fotografías y certificados de tus grandes momentos de manera que tengas un archivo permanente de logros al que puedes volver y tener como referencia con independencia de cómo sean las cosas en el futuro.

Otra idea más...

Para más información sobre este tema acude a la IDEA 43, *Consigue tus metas*, y a la IDEA 38, *Diseña tu propia vida*.

¿Cuál es tu duda?

P   Mi trabajo acaba minando mi autoestima. ¿Qué puedo hacer?

R   *Podrías cambiar de trabajo, aunque tu autoestima puede ser demasiado baja en este momento como para plantearte esta posibilidad. Necesitas cambiar de actitud. Si hay alguna persona en particular que te resulta problemática cambia tu actitud hacia ella. En lugar de odiarla, haz un esfuerzo por ayudarla y ser agradable con ella. Exagera incluso. Desármala con tu encanto. Finge que tienes seguridad en ti mismo, aunque no sea así realmente. Todo el mundo lo hace y la gente que va por ahí dándoselas de seguro porque generalmente no tienen ni idea sobre qué tienen que hacer y temen ser descubiertos.*

P   Mi pareja siempre está criticándome y cuando lo hace noto que mi autoestima cae por los suelos. ¿Qué puedo hacer para evitarlo?

R   *Piensa en cuáles son tus límites. Es muy importante saber dónde empieza y dónde acaba tu pareja. Las parejas perfectas suelen funcionar como un equipo donde* *cada uno de sus miembros tiene algo único que aportar. Si todo el mundo hiciera lo mismo, no llegaríamos muy lejos. Sugiero volverse amablemente asertivo, que no es lo mismo que ser agresivo. Ser asertivo significa saber cuáles son tus necesidades e intentar conseguirlas de forma tranquila. La palabra más importante en el vocabulario de una persona asertiva es «no».*

P   ¿Quién puede darme autoestima? ¿Es algo por lo que pueda pagar a alguien para que me ayude?

R   *Podrías trabajar con un coach o entrenador vital, pero nadie puede darte seguridad sino lo consigues tú mismo. Tienes que creer en ti mismo, en tus valores y en el lugar que ocupas, y no te dejes llevar por nadie que te diga que no puedes ser un ser humano extraordinario. Como dice Buda, «La paz nace de dentro, no la busques fuera».*

42

La imaginación al poder

Considera que este es el manual de instrucciones para la herramienta más poderosa e infrautilizada que posees: tu cerebro.

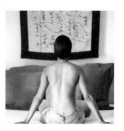

Todos poseemos acceso al ordenador más potente del mundo, sin embargo no tenemos ni idea de cómo conseguir que rinda al máximo.

En occidente intentamos protegernos de la vida usando la lógica. Ponemos mucho énfasis en asignaturas como las matemáticas, la lengua española, las ciencias y los idiomas pero la imaginación y la creatividad son prácticamente prohibidas a la edad de cinco años. ¿No recuerdas el trauma que supuso pasar de Infantil a Primaria y darse cuenta de que meter las manos en pintura y emborronar enormes hojas de papel no era ya lo que se esperaba de nosotros?

¡Menudo cambio! Ahí estabas tú todo feliz poniendo en práctica tu creatividad y con los profesores diciéndote constantemente lo listo que eras, todo un genio de hecho, cuando de repente lo que tienes que entender es el álgebra y las divisiones largas, ¡por todos los santos! Hay un momento en que el uniforme de primaria no vale la pena. Es como si te colocaran una camisa de fuerza que impide que puedas volver a utilizar los rotuladores el resto de tu vida porque los rotuladores son de uso exclusivo para los menores de cinco años.

Una buena idea...

Siéntate, cierra los ojos y visualiza cómo va a ser tu día. Recuerda que este ejercicio no se basa en la realidad y que el único límite es tu imaginación. Por ejemplo, visualiza dejar la casa, el agradable paseo hasta la estación, la sonrisa de la recepcionista o el tierno saludo de tu pareja al regresar. Comprueba si logras tener un día mejor al haberlo imaginado antes. Esto funciona mejor cuando vas a realizar una presentación o a hacer un trato importante. Practicar para algo así pondrá a punto tu actuación y evitará que te pongas nervioso.

Sé que algunas personas serán capaces de sobreponerse y llegarán a ser artistas, los más afortunados, pero los padres con frecuencia suelen soltar el comentario de «¡Eso no es un trabajo de verdad!».

Ejercitamos el hemisferio lógico del cerebro (el izquierdo) para detrimento de nuestro lado creativo (el derecho), que es también el responsable de la intuición. El hemisferio derecho está efectivamente dominado por el poderoso hemisferio izquierdo y al derecho le cuesta un poco hacerse oír. Ocasionalmente podemos tener un momento de inspiración, un sueño, un momento en que todo cobra sentido, pero esto es raro. La manera de alcanzar un equilibrio en esta disparidad es empezar a utilizar la imaginación de nuevo. Ejercitar este importante músculo vital es fundamental. Antes de desechar la idea por infantil, entérate de que la mayoría de los mejores deportistas del mundo usan esta técnica, que se hizo famosa por primera vez con los libros de los juegos interiores1. Una manera comprobada de mejorar tu juego es usar la imaginación para reproducir en ella la escena deseada, primero practica en tu gimnasio interior y después reprodúcelo en la realidad. El resultado mejorará visiblemente. Tiene que hacerlo. Lo quieras o no todos nosotros, sin ser héroes del deporte, estamos usando la imaginación todo el tiempo, pero normalmente pensamos en resultados desastrosos en lugar de positivos. Con esto realmente lo que hacemos es programarnos para el desastre.

Otra idea más...

Ve a la IDEA 45, *¡Solo se vive una vez!* Necesitas vivir aquí y ahora, en lugar de ahora y antes.

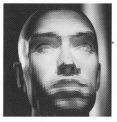

Si pudieras ensayar tu vida mentalmente, ¿mejoraría tu juego vital? Desde luego que lo contrario funciona. La visión a lo Bridget Jones de terminar convertida en una vieja solterona devorada por sus perros se hará verdad si crees en ella. Este es un buen ejemplo de profecía autocumplida.

Si dudas del poder de tu imaginación sobre tu capacidad de logro, piensa en esto. Si ofreciera una buena cantidad de dinero a cualquiera capaz de andar sobre una tabla de dos metros de largo colocada en el suelo, habría una cola de gente esperando su oportunidad. Sin embargo, si colocase la misma tabla a cien metros de altura entre dos edificios la misma gente llamaría a los loqueros para que me llevasen. La diferencia entre las dos opciones es que la última nos trae a la imaginación imágenes de vernos hechos papilla en el suelo, lo cual es suficiente para reducir tus posibilidades de éxito.

La frase

«La imaginación es más importante que el conocimiento».

ALBERT EINSTEIN

¿Cuál es tu duda?

P   Soy incapaz de visualizar. Cuando cierro los ojos lo único que veo es un gran agujero negro.

R   *No te preocupes. No tienes que ver nada en realidad. Simplemente tienes que sentir u oír cosas cuando cierres los ojos y usar tu imaginación. Con eso vale.*

P   Trabajo como contable y no estoy muy segura de que mi músculo de la imaginación funcione ya. ¿Qué puedo hacer?

R   *Cierra los ojos y visualiza la habitación en la que estás sentada, ¿puedes hacerlo? Ahora cierra los ojos e imagina el camino hasta el trabajo, cuando sales de casa y cierras la puerta, caminando hasta la estación, cogiendo el tren. ¿Fácil? Todavía te queda imaginación. Lo único que tienes que hacer es usarla.*

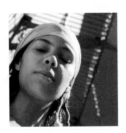 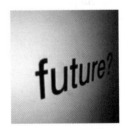

43

Consigue tus metas

Mi propósito en la vida es mejorar tu bienestar. ¿Y el tuyo?

Te levantas, viertes los cereales dentro del tostador y la leche sobre las tostadas, le das una palmadita en la cabeza a tu pareja y un beso al perro y te vas a trabajar. Te atormenta un pensamiento. ¿Y a esto se reduce todo? ¿Es esto todo lo que puedo esperar en la vida?

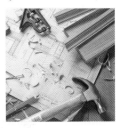

No tienes que ser un esclavo del trabajo. Pero saber qué es lo que no quieres hacer es la parte fácil de la ecuación. La difícil es descubrir qué te haría feliz. Ponerte en manos de coach vital te puede ayudar a enfrentarte a estos dilemas.

El coaching es un concepto relativamente nuevo que se ha convertido en todo un movimiento en los últimos años, hasta el punto de que en ciertos ambientes todo el que ocupa una cierta posición utiliza los servicios de un coach. Un mentor es alguien que, por ejemplo, es un líder en tu campo y te da consejos que te sirven para evitar cometer los mismos errores que él y no correr ciertos riesgos. Un coach, sin embargo, no te dice lo que has de hacer. El coaching se basa en hacer las preguntas adecuadas de manera que puedas encontrar la respuesta por ti mismo. Tal y como dice el proverbio, «Dale a un hombre un pez y tendrá comida para un día. Enséñale a pescar y tendrá comida para toda la vida». No tiene sentido que un coach te diga lo que tienes que hacer a menos que quieras vivir su vida en lugar de la tuya. El coaching tampoco se corresponde con el counselling u orientación psicológica. Parte de la premisa de que disfrutas de una buena salud mental y de que estás preparado para evolucionar dejando atrás tu pasado.

Una buena idea...

Pregúntate con qué disfrutas realmente y después piensa en formas de hacer que esta actividad ocupe un lugar más importante en tu vida. Descubre cómo te pueden ayudar en este sentido los profesionales en www.olacoach.com.

Quizá pienses que tienes muchos amigos que podrían hacer el mismo trabajo que un coach y además no te cobrarían nada, pero recuerda que a todos tus amigos les interesa en el fondo que sigas siendo el mismo. Normalmente no querrán que cambies porque les gustas tal y como eres, y porque puedes acabar mostrándoles lo estancados que están. Imagina que le dices a tu mejor amigo que estás pensando en empezar una nueva vida en Portugal. Entonces va él y te dice: «Oh, vaya, una vez me contaron una historia horrible de alguien que se fue a vivir a Portugal». Y en ese momento, sin que apenas te des cuenta, ya te has montado tu propia película de terror.

Laura Berman Fortgang, una coach estadounidense, habla de encontrar tu esencia. Encontrar tu esencia significa encontrar una pepita de oro en tu interior que puede convertirse en todo un lingote. Laura era una actriz que buscaba el éxito desesperadamente. Su pepita de oro particular, la que le hizo convertirse en una coach vital, fue darse cuenta de que adoraba actuar (algo que ahora hace como coach). También adoraba comprender a las personas y sus motivaciones (algo que también hace como coach). Aunque no llegó a ser famosa como actriz, encontró que el coaching posee raíces parecidas a las de la interpretación.

Otra idea más...

Cree en ti mismo. Consulta la IDEA 41, *Autoestima por las nubes.*

Las claves para tu futuro están en tu pasado. Mi hermano tuvo la suerte de encontrar su esencia muy temprano en la vida. Adoraba los aviones desde niño y siempre estaba mirando al cielo intentado descubrir uno para identificarlo. Era un apasionado de las maquetas y mi padre le animaba constantemente. Mi hermano acabó trabajando como editor de una importante revista de aviación y ahora además escribe novelas que tienen que ver con este tema. Busca tu esencia en tus aficiones y actividades de tiempo libre y también quizá en esa carrera que abandonaste porque era poco práctica. Empieza a confeccionar una lista con todas tus «pasiones» y pon por escrito por qué te gustan tanto. Digamos que te encantaba cazar bichos y meterlos en cajas de cerillas cuando eras pequeño. ¿Qué era lo que más te gustaba? ¿Estar al aire libre? ¿El hecho de coleccionar algo? ¿La disciplina intelectual de buscar insectos de una especie determinada? Sigue ahondando hasta encontrar aquello que te apasiona. No te resignes a renunciar a tu sueño así como así. No tienes nada que perder.

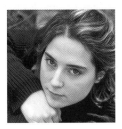

La frase

«Lo que más nos aterroriza no es resultar inadecuados, sino saber que gozamos de un poder ilimitado. Es nuestra luz y no nuestra tiniebla la que nos atormenta».

Nelson Mandela, Discurso inaugural de 1994.

¿Cuál es tu duda?

P   ¿Cómo encuentro un coach que se ajuste a mis necesidades?

R   *Échale un vistazo al sitio web del Instituto Internacional OlaCoach (www.olacoach.com/iio/). Esta organización te dará información sobre coaching, cursos de coaching y coaches. La mayoría de los coaches te proporcionarán una sesión gratis para que puedas decidir si es lo que estás buscando. ¡Guíate por tus instintos! Si no te convence la impresión que te da, sigue buscando hasta que encuentres alguien con quien de verdad te gustaría trabajar. Y claro está, si un amigo te recomienda uno, mejor que mejor.*

P   Tuve una sesión con una coach y la cosa no acabó de cuajar realmente. ¿Cómo puedo saber que se trata de un problema de química entre las dos o más bien que me resisto a la idea de pedir consejo a alguien de fuera de mi entorno?

R   *Prueba otro coach para averiguar si se debió a la persona o más bien a tu actitud.*

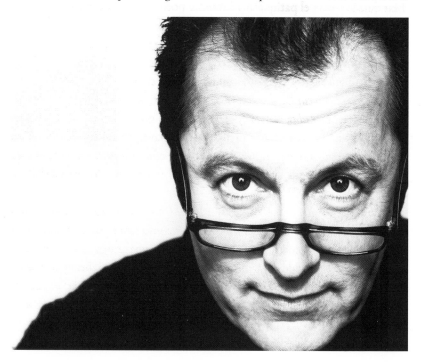

44

Lo más importante: tú

Has dejado de ser el patito feo. ¡Empieza a pensar en ti mismo ya!

No se trata de ser egoísta. ¿Qué repiten las azafatas sobre el uso de las mascarillas? Que te la pongas tú primero y después pienses en ayudar a los demás. El hecho es que si no cuidas de ti mismo, no podrás estar preparado para ayudar a los demás.

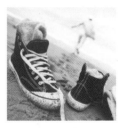

A propósito, ¿realmente utilizan las mascarillas en los aviones o todas estas explicaciones son una manera de poner más nerviosos a los pasajeros? He aquí una cosa más sobre la que pensar.

Lo primero que debes hacer en este sentido es dejar claros dónde están tus límites. Con esto me refiero a cuándo y cómo sabes por ti mismo cuando alguien te está tomando el pelo. Por ejemplo, una amiga se va de vacaciones y te pide el favor de pasarte por su casa para regar las plantas y dar de comer a sus peces y al gato. En realidad su petición te saca de quicio porque no es la primera vez que esta amiga te lo pide, cada vez que sale de vacaciones lo hace y nunca te devuelve el favor. Tú no le dices nada por miedo a que se enfade. Pero sí te dedicas a quejarte al resto de tus amigos, lo cual no va servir para solucionar el problema. Conocer tus límites significa ser capaz de decir «no» porque sabes lo que quieres y cuál es tu camino en la vida. Saber decir «no» es todo un arte, pero no tienes por qué convertirte en el señor o la señora Horrible. El truco está en no ponerse a tiro.

Una buena idea...

Reserva un día de la semana para hacer exactamente lo que quieres (dentro de los límites de la ley, por supuesto). Planifica tu día meticulosamente, como si estuvieras haciéndolo para otra persona. ¿Qué te gustaría hacer? ¿Ir a una galería de arte? ¿Pasar el día en un centro de belleza? ¿Ir al zoo? ¿Tomarte un baño reconfortante y después meterte en la cama con un buen libro? Reserva un espacio solo para ti durante el día. Necesitas este momento para ser tú mismo, para ser creativo, para regenerarte. No te sientas culpable por ello. ¡Disfrútalo!

Deja que te ponga un ejemplo. Llega un amigo y te menciona que tiene que entregar un informe el lunes pero que su impresora está estropeada. Tú además te das cuenta de que el documento no está en el formato adecuado y que tiene más de mil páginas pero antes de que puedas evitarlo vas y le dices amablemente: «No te preocupes, yo haré todas las correcciones y lo sacaré con mi impresora». Tu amigo te da las gracias, te entrega el informe y se marcha rumbo a un bar dejándote con un trabajo que te llevará todo el domingo, justo hoy que hace sol y todo el mundo está en la calle. Y tú en casa como un bobo resolviéndole la papeleta. No me extraña que estés que echas humo.

Bien, imaginemos de nuevo la escena. Tu amigo llega y menciona que tiene que acabar su informe para el lunes pero que su impresora está estropeada. Tú te muerdes la lengua y permaneces callado. Aunque creas que estás siendo antipático al menos tienes claro que quieres vivir tu vida y no la de otra persona. Tu amigo tiene veintiún años y confías en que encontrará una solución. Tú tienes tus propios planes.

Otra idea más...

Para más información sobre cómo disponer de espacio y tiempo para ti, lee la IDEA 49, *Los invasores del espacio.*

Otro truco que hará que tengas tiempo y te convertirá en la persona más importante de tu vida es programarte. Planifica tus actividades en un diario y cumple con lo que has apuntado. Tu diario debe consistir en una serie de citas con las que debes cumplir a una hora fija (por ejemplo, tu reunión de ventas semanal), otras que no tienen una hora determinada (por ejemplo, la reunión con el jefe de personal para hablar sobre ciertos asuntos relacionados con la plantilla), y por último otras que simplemente te gustaría hacer. Así es como empiezas a planificarte. Apunta también tus vacaciones en el diario ahora mismo. El viaje a la playa, por supuesto. Lo mismo ocurre con tus horas para ir al gimnasio y la función de Navidad de tu hijo. Ponte prioridades ahora mismo. Y si por ejemplo, has reservado un día para asistir a la graduación de tu mujer y el director de ventas te pide que te reúnas con él esa tarde di: «No, pero podríamos vernos el viernes por la mañana». «Estupendo», responderá él. Es así de sencillo, solo tienes que conservar la calma.

La frase

¡Quiero estar sola!

GRETA GARBO

¿Cuál es tu duda?

P Un amiga mía solía pedirme que me ocupara de sus plantas y de sus mascotas, pero últimamente no viene a verme. ¿Quiere esto decir que estoy perdiendo a mis amigos?

R   *¿Estás segura de que era realmente tu amiga? Rodéate de personas que te enriquezcan, no de los que te roban energía.*

P   ¿Cómo puedo evitar el sentimiento de culpa que me produce decir «no»?

R   *Si no sabes adónde vas, alguien lo sabrá y te utilizará para lograr sus propósitos. No les dejes. En lugar de dejar que te programen, empieza a programarte a ti mismo eligiendo actividades y personas que realmente te ayuden en tu devenir vital.*

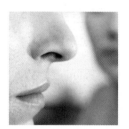 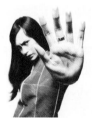 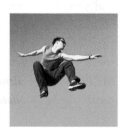

45

¡Solo se vive una vez!

Todos los días, sin darnos cuenta, minamos nuestra salud por no vivir el presente. ¿Por qué tienes que pasar todo el tiempo lamentándote por lo que podía haber sido o por lo que será?

¿Alguna vez has llegado conduciendo a un sitio como por arte de magia? A veces nos ensimismamos tanto en nuestros pensamientos que ponemos estúpidamente nuestras vidas en piloto automático.

Imagínate que estás en el médico esperando a que te den los resultados de unas pruebas. La puerta se abre y el médico te pide que te sientes y te dice: «Me temo que tengo malas noticias, solo le queda un año de vida». ¿Qué harías con ese año? ¿Cómo actuarías? ¿Te daría por ayudar a gestionar un comedor de caridad? ¿Darías la vuelta al mundo? ¿Te gastarías todo tu dinero?

Esto último le ocurrió a mi tío Tom al que una gitana le dijo que moriría a los cuarenta años. De manera que empezó a gastarse el dinero que tenía en cualquier cosa que se le antojaba incluido un traje de piel de topo con el que estaba muy favorecido. Sin embargo, para su desgracia, o quizá su fortuna, vivió otros veinte años más, pero con mucho menos dinero.

LA IMPORTANCIA DE LA MENTE

El control de la mente es fundamental. Eres lo que crees ser y me costó mucho darme cuenta de ello. Un buen punto de partida es darse cuenta de que no puedes cambiar el pasado, por mucho que quieras hacerlo. Puedes hacer las paces con él y seguir avanzando, pero me temo que sin H.G. Wells y su máquina del tiempo, estás atrapado en el aquí y el ahora. Debe de ser un lema New Age, pero perdonar a quien te hizo mal es un buen comienzo. Estancarse en el resentimiento y el dolor que otras personas nos pudieron causar no tiene ningún efecto sobre ellas, pero sí sobre nosotros mismos. Deja de pensar así, perdónales y prométete a ti mismo avanzar hacia tu futuro. Y hablando de futuro, ese es otro lugar común que nos suele atrapar. Preocuparse por lo que ocurrirá es una manera de ser un esclavo del miedo. ¿Y si nos quedamos sin trabajo, no tenemos dinero suficiente para pagar la hipoteca, nos echan de la casa y tenemos que mendigar por un poco de comida? Yo personalmente imagino con frecuencia que algo terrible le puede pasar a un familiar y después me imaginó lo que llevaré puesto al funeral. ¡Horrible! y una auténtica pérdida de tiempo y de energía.

...y otra

El poder del ahora: un camino hacia la realización personal de Eckhart Tolle (www.eckharttolle.com). Lo que ocurre con estos libros es que aunque no estés de acuerdo con todo lo que dicen o te parezca que el que lo escribe tiene algo de lo que tú careces, siempre puedes sacar algo provechoso de ellos. Siempre hay un tesoro escondido esperándote.

DESCUBRE TUS ESTRATEGIAS

Un libro que debes tener en tu biblioteca de desarrollo personal es Cómo suprimir las preocupaciones y empezar a disfrutar de la vida de Dale Carnegie. También escribió el superventas Cómo hacer amigos e influir sobre las personas. Su libro es prácticamente todo lo que necesitas para desarrollar una estrategia que te permita enfrentarte a las preocupaciones. Escrito justo después de la Segunda Guerra Mundial, desde luego que debió conocer el tema. Nos olvidamos con frecuencia de lo desestabilizadora que debió de ser esa guerra para la vida de las personas. Cuando era una niña, mi suegra vivía en Londres durante los bombardeos de los alemanes y un día al regresar del colegio se encontró con que su casa ya no estaba en pie. Afortunadamente no hubo víctimas. Sin embargo, imagina lo que puede ser perderlo todo, incluso tus seres queridos. Una de las estrategias de Carnegie es imaginar que tus preocupaciones están metidas en compartimentos estancos. En los días en que él escribía, los barcos tenían mamparas mecánicas capaces de dividir en secciones partes del casco en caso de que recibiese un impacto y se abriese una vía de agua, de ese modo se evitaba que el barco entero se inundase de agua y se hundiera. Mantén tus preocupaciones detrás de la mampara y no las dejes salir más. De esa manera no podrán inundarte y hacer que te hundan.

Tengo varias estrategias para enfrentarme a las preocupaciones. Por ejemplo, siempre dejo papel y lápiz en la mesilla, de manera que si me despierto en medio de la noche y empiezo a ponerme nerviosa, puedo poner por escrito lo que me preocupa para intentar resolverlo al día siguiente. A veces, cuando se hace de día ya no hay nada sobre lo que preocuparse. Esta estrategia es como una especie de vertedero mental y evita que las cosas dejen de dar vueltas en tu cabeza.

Mi otra gran estrategia tiene que ver con las noticias. Nunca veo las noticias en televisión ni leo el periódico. Escucho las noticias en la radio una vez al día y ya está. Estamos completamente rodeados de imágenes de malas noticias, violencia, horror, cotilleos, desastres, guerras, política y pero aún, ¡políticos! No me extraña en absoluto que nos atormente el futuro.

¿Cuál es tu duda?

P Me he dado cuenta de que no soy capaz de dejar de pensar. ¡Me estoy volviendo loco!

R *El truco no está en dejar de pensar si no en ser capaz de tomar conciencia de los propios pensamientos y de las emociones sin dejarse arrastrar por ellos.*

P Soy un preocupona incorregible. ¿Existe algo que pueda hacer para poner mis preocupaciones en perspectiva?

R *Prueba imaginando lo peor que te podría suceder. Por ejemplo, puedes pensar: «Puede que me quede sin trabajo». Después hazte la siguiente pregunta «Y entonces ¿qué pasaría?» Quizá pienses: «Bueno, seguramente no podría seguir viviendo en esta casa». «Y entonces, ¿qué harías?». «Me mudaría». «Y...». «Viviría en una casa más pequeña en una zona más barata de la ciudad». «Y ¿sería tan terrible?». Continúa así hasta caer en la cuenta de que lo peor que te podría ocurrir no sería tan horrible como piensas. ¿Sabes qué? En ti reside la capacidad de sobrevivir a cualquier cosa que la vida te ponga por delante.*

46

Grandes éxitos

¿Qué nos enseñan los superventas de la autoayuda?

Imagina que has empezado a salir con un chico guapísimo que te invita a tomar café en su casa. Mientras está en la cocina, hojeas algunos de los libros de la salita y descubres con horror que todos son libros de autoayuda. ¿Está en sus cabales o es un loco de atar?

No, no, nada de eso. ¡Este es el chico con el que te debes casar! Al menos es lo suficientemente abierto como para reflexionar sobre su vida y está deseoso de aprender y de ser humilde. Ten cuidado con la gente que se las da de saberlo todo. De todos modos, en esta época de confusión los libros de autoayuda deberían ser considerados herramientas para el éxito. A la mayor parte de la gente le da vergüenza reconocer que necesitan ayuda, pero todo el mundo la necesita más tarde o más temprano.

NO DEJES LAS COSAS A MEDIAS

No tienes por qué leer un libro de autoayuda de cabo a rabo. Escoge solo los capítulos que te interesan o aquellos que se refieren a tu situación. Haz notas en los márgenes o no serás capaz de recordar cuál era el mensaje principal. Otra idea es tener un cuaderno para escribir un resumen de las ideas que vayas aprendiendo. Además, una manera de reforzar lo que vayas aprendiendo es ver si hay cursos disponibles: a veces es más sencillo reservar dos días de tu vida para centrarte en el tema en lugar de intentar leerte el libro. Mis cursos favoritos son los de Psicología-Online (www.psicologia-online.com).

Una buena idea...

En el centro de todos los libros de autoayuda figura el pensamiento positivo. De manera que plantéate un reto: no te permitas ningún pensamiento negativo durante tres horas. Siempre y cuando un pensamiento negativo se cruce por tu mente, vuelve a poner el cronómetro a cero y empieza de nuevo.

Siempre intento extraer una pizca de verdad de cada uno de los libros de desarrollo personal que leo, por muy lejos que estén de mi cultura. Estos van desde El mundo del budismo tibetano a Cómo hacerse rico en un año. Comprobarás que todos estos libros tienen algo útil que ofrecer.

Un autor que me gusta especialmente es Dale Carnegie. Su libro Cómo suprimir las preocupaciones y disfrutar de la vida es uno de los clásicos de todos los tiempos para mi gusto. Este libro fue escrito cuando la Segunda Guerra Mundial estaba aún fresca en la memoria de la gente, lo que ciertamente otorga una cierta perspectiva a la hora de mirar a nuestros problemas de hoy.

La frase

«Siéntate tranquilo sin hacer nada, la primavera llega y la hierba crece por sí sola».

Proverbio Zen

NO DEJES DE APRENDER

Nunca vas a saberlo todo ni a dejar de aprender. Convierte en un hábito leer algo que te inspire para el resto del día cada mañana antes de ir al trabajo. Seguro que te sienta mejor que oír las noticias.

Otra idea más...

Tienes que echarle un vistazo a la IDEA 38, *Diseña tu propia vida.*

LOS TOP DE LA AUTOAYUDA

Aquí tienes mi lista de los diez libros que te pueden ayudar a triunfar (sin ningún orden determinado):

1. Wayne Dyer – Tus zonas erróneas.

2. Stephen R. Covey – Los 7 hábitos de la gente altamente efectiva: la revolución ética en la vida cotidiana y en la empresa.

3. Napoleon Hill – Cómo hacerse rico en un año.

4. Dale Carnegie – Cómo suprimir las preocupaciones y disfrutar de la vida.

5. Dale Carnegie – Cómo disfrutar de la vida y del trabajo.

6. Napoleon Hill and W. Clement Stone – La actitud mental positiva.

7. Nelson Mandela – El largo camino hacia la libertad.

8. David Molsen y Denise Parker - Consigue tus metas.

9. Lair Ribeiro - Crea tu futuro.

10. Zig Ziglar – Lo que aprendí en el camino hacia el éxito.

¿Cuál es tu duda?

P   ¡Hay tantos libros de autoayuda! ¿Por dónde empiezo?

R   *Te sugiero que empieces por el principio. Empieza por el de Napoleón Hill* Cómo hacerse rico en un año*. Aunque el título te espante por la clara alusión al tema del dinero, ve más allá del título y recuerda que se escribió en 1937, cuando el mundo era completamente diferente y la Gran Depresión había hecho que la gente lo tuviera muy en cuenta. Incluso mejor que el libro son las cintas de www.clubsuperacion.com.*

P   ¿De dónde saco el tiempo para leer tantos libros?

R   *Las cintas y los discos compactos son un buen recurso. Emplea el tiempo que tardas en llegar al trabajo o las horas dedicadas en las tareas domésticas para invertir en tu bienestar espiritual.*

P   Este arsenal de libros de autoayuda me puede costar una fortuna.

R   *Recuerda que siempre puedes sacar libros de la biblioteca en lugar de gastarte el dinero. Un libro que de algún modo resumen el contenido de los recomendados es* El plan de los cincuenta días hacia una vida de éxito*. Te ayudará a ver qué puedes esperar de este tipo de libros antes de comprar ninguno. Otra posibilidad es hacer un intercambio de libros de autoayuda con los amigos.*

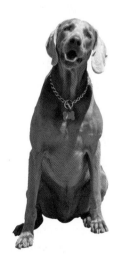

47

Hábitos que cuidan, hábitos que matan

Las cosas que hacemos todos los días son las que nos matan.

Si solo tomáramos una copa de vez en cuando y nos fumásemos un cigarrillo al mes, nuestros cuerpos probablemente lo aguantarían. Sin embargo, fumarse veinte al día y tomarse una botella de vino todas las noches, acaba pasándonos factura. ¿Qué pasaría si, en su lugar, todos los días hiciéramos algo positivo, por pequeño que fuera, para cuidar de nuestra salud?

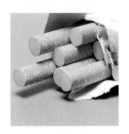

EL HÁBITO HACE AL HOMBRE

Los hábitos nos benefician o nos perjudican. Hace veinte años recuerdo que admiraba a un amigo por su disciplina, su tenacidad y su empuje. Veinte años después reconozco que lo tiene todo, una mujer maravillosa, una casa enorme y preciosa, unos perros y unos niños de ensueño, y un apartamento en el extranjero para las vacaciones. Está fuerte, en forma, saludable y lo que es más, es un buen tipo. ¿No te parece odioso? Los buenos hábitos han contribuido a hacer de él lo que es hoy. Entre ellos se están levantarse temprano, hacer ejercicio, no fumar ni beber en exceso y saber mantener la calma. Todos tenemos compañeros que han ido en la dirección contraria, que era la que se llevaba cuando éramos jóvenes. Hablo de ir a todos sitios en coche y de no mover ni un dedo. El problema es que si sigues este camino tienes muchas posibilidades de levantarte un día con cuarenta y cinco años, gordo, medio alcoholizado y estúpido y esa no es manera de vivir. A la larga acabarás pagando el precio de esa filosofía un tanto salvaje, aunque la otra sea un poco aburrida a corto plazo.

Una buena idea...

Haz una lista con todos los hábitos positivos que te gustaría incorporar en tu vida, que pueden ir desde sacar de paseo al perro a dejar de fumar maría. Después añade un buen hábito a la semana. Empieza con uno sencillo, algo así como levantarse diez minutos más temprano cada día. Después intenta otro la semana siguiente, por ejemplo, hacer diez minutos de estiramientos. Haz una señal en cada hábito a medida que lo incorpores a tu rutina diaria y una vez que hayas conseguido cuatro date un premio, algo así como una limpieza de cutis o un viaje a algún lugar con encanto. El siguiente mes añade otros cuatro hábitos y así sucesivamente.

BUSCA LA INSPIRACIÓN

Por la mañana escucha algo que te levante el ánimo en lugar de oír la Galería de los Horrores Matutinos (me refiero a los programas de análisis de la realidad política que hay a primera hora de la mañana). Se supone que estos programas están planteados para ponerte al día, pero mi impresión es que son bastante deprimentes. Antes de las nueve de la mañana los presentadores han tenido ya varios asaltos con políticos retorcidos, te han puesto al día sobre las últimas guerras y asesinatos, y te han advertido de que puedes acabar saltando por los aires de camino al trabajo debido a las hazañas de locos sin escrúpulos. Da un paso más y deshazte del televisor. Elimínalo de tu vida. Así lograrás dedicar más tiempo a todos esos hábitos que llevas tantos años diciendo que no puedes desarrollar por falta de tiempo. Pero hazlo solo si no te importa estar al día de los cotilleos.

Otra idea más...

Es difícil tener buenos hábitos si tu casa es un gran basurero. Hazte un favor a ti mismo y ve a la IDEA 40, *Con la casa a cuestas.*

El guru de los negocios de la Nueva Era Stephen R. Covey demuestra conocer el valor de los hábitos en su éxito de ventas Los 7 hábitos de la gente altamente efectiva: la revolución ética en la vida cotidiana y en la empresa. Puede merecer la pena visitar www.casadellibro.com donde puedes comprar el libro. Recuerda que la gente que tiene éxito lo ha conseguido porque ha pasado menos tiempo en el bar hablando de ser ricos y famosos y más tiempo trabajando para conseguirlo.

La frase

«Somos lo que hacemos».

ARISTÓTELES

¿Cuál es tu duda?

P Siempre empiezo bien, pero después de varias semanas me olvido de mis nuevas costumbres. ¿Alguna idea?

R *Para empezar, no te atormentes. Nos pasa a todos. Es muy difícil cambiar de hábitos, especialmente deshacerse de los malos, a los que siempre es fácil regresar. Sim-*

*plemente, comienza de nuevo y no te rindas hasta que el hábito forme verdadera-
mente parte de ti.*

P   Todo esto está muy bien, pero muchos de mis viejos hábitos (copas con los
compañeros después del trabajo, fiestas del chocolate, etc.) se deben a mis amigos y a mi familia.

R   *A menos que vivas aislado del resto del mundo, el comportamiento de las otras
personas te influirá y afectará tu rutina. Esto quiere decir que tendrás que incorporar a tus amigos y a tu familia a tus planes. A menos que intentes evitar la tentación de caer en tus viejos hábitos (para lo cual tendrías que esconderte de la gente) intenta convocar una «cumbre de hábitos» y explica qué y por qué te gustaría
cambiar. Te sorprenderá descubrir que otros también quieren hacerlo.*

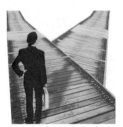 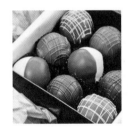 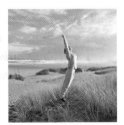

48

Inspira, espira

La respiración adecuada puede convertirse en un todo un arte del olvido para las personas con trabajos, vidas o relaciones estresantes. Además, en los tiempos que corren, con mucha frecuencia contenemos la respiración ante las cosas tan terribles que pasan.

Hablar de la respiración como del aliento de la vida tiene su razón de ser. Con cada respiración sustituimos el dióxido de carbono del interior por el oxígeno del exterior. Si se llegara a interrumpir este proceso maravilloso durante unos minutos sería el final.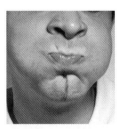

El socio de la respiración es un músculo tremendamente potente: el corazón. La sangre rica en oxígeno es bombeada por el corazón desde los pulmones a través de las arterias y de los pequeños capilares hasta las células del cuerpo. Esto permite que las células funcionen. El dióxido de carbono es transportado después de vuelta al corazón a través de las venas y desde allí es bombeado a los pulmones para ser expulsado. El proceso entero comienza de nuevo con la siguiente inspiración. La respiración es un proceso sorprendente y milagroso y funciona tan bien que no ha cambiado ni un ápice desde que huíamos de los dinosaurios. Aunque a veces quizá sea ese el problema.

Una buena idea...

¿Por qué no conviertes los baños de tu oficina en tu cabina de respiración personal?

Puede ser que pensemos que somos humanos civilizados que conocemos la diferencia entre Armani y Zara, pero el hecho es que en lo que respecta a nuestros viejos mecanismos de respuesta intuitivos, no somos más que otro animal que lucha por su pequeño espacio. Los humanos experimentamos la misma reacción fisiológica que sufre un gato cuando se le sumerge en un baño de agua helada o le persigue un perro, o como la de un ratón cuando el que le persigue es el gato. Cuando nos enfrentamos a lo que percibimos como un peligro, los impuestos, tu jefe o llegar tarde al trabajo por ejemplo, entramos en un estado de hiperexcitación conocido como la reacción de la lucha o huida. Quizá pienses que el término hiperexcitación suena un poco picante, pero en realidad hace alusión a sentimientos tales como la ansiedad, la rabia o el más absoluto terror. El mecanismo resultante de lucha o huida está increíblemente bien afinado y provoca una rápida cascada de disparos del sistema nervioso y la segregación de poderosas hormonas como la adrenalina. Nuestra percepción de todo lo que nos rodea se agudiza, las pupilas se dilatan para dejar pasar más luz, se nos eriza el vello de la piel para que seamos más sensibles a las vibraciones, el sistema digestivo deja de funcionar y aumenta el ritmo cardiaco para que haya más sangre que nos permita, por ejemplo, subirnos a un árbol a toda velocidad. ¡Y eso es solo el comienzo! Apúntate esto: acabas de activar la parte simpática de tu sistema nervioso. Seguro que impresionas a tus amigos.

Esto nos devuelve al tema de la respiración. La respiración te centra. Es imposible estar estresado si la respiración es acompasada, tranquila y profunda. La respiración anula la poderosa respuesta del estrés y ralentiza la reacción del sistema nervioso central. Así que la buena noticia es que tienes cierto grado de control sobre tu manera de reaccionar ante el estrés.

EJERCICIOS DE RESPIRACIÓN

Los ejercicios de respiración son aparentemente simples y dinámicamente poderosos. Lo único que necesitas son unos pocos minutos al día para conseguir una manera eficaz de manejar el estrés. Hay cientos de ejercicios diferentes que puedes hacer. Te voy a explicar dos para empezar. ¡Practícalos! No leas esto y pienses que no tiene que ver contigo. Es para ti. ¡Para todos nosotros!

Otra idea más...

Para ver qué más puedes hacer para liberar estrés, consulta la IDEA 4, *Estrés, estrés y más estrés*.

Ejercicio 1: observa tu respiración

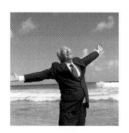

Siéntate en una silla confortable y asegúrate de que tus pies están en el suelo. Cierra los ojos, pon una mano sobre tu regazo y la otra en la barriga. Deberías sentir cómo la barriga se infla y se desinfla a medida que inspiras y espiras. Inspira profundamente por la nariz y cuenta uno en silencio. Espira. Inspira de nuevo y cuenta dos. Haz esto hasta diez veces y después repítelo al revés. Inspira. Espira y cuenta uno. Inspira. Espira y cuenta dos. Realiza el ejercicio cinco veces para empezar hasta llegar a diez. Dedícale un momento todos los días.

Ejercicio 2: la respiración antiestrés

Prueba con esto si estás estresado y notas que necesitas un alivio inmediato. Inspira mientras cuentas hasta cuatro, aguanta la respiración el mismo tiempo y ahora espira contando también hasta cuatro. Repite el ejercicio cinco veces teniendo cuidado de no pasarte o puedes acabar sintiéndote un poco mareado.

La frase

«Alcanza la sabiduría y descansa en paz».

Sivananda, el buda histórico.

¿Cuál es tu duda?

P Me propongo hacer los ejercicios porque sé que me sentarán fenomenal y que de verdad notaré la diferencia, pero sigo olvidando hacerlos.

R *Empieza por poner los ejercicios de respiración en tu diario y coloca notas que te los recuerden en el espejo del cuarto de baño. Se tardan unos veintiún días en adquirir un nuevo hábito, pero si perseveras lo conseguirás.*

P ¿Qué más puedo hacer para convertir la respiración en un hábito?

R *Prueba con las cintas. Yo he descubierto que las cintas de meditación son estupendas para los ejercicios de meditación. Eso sí, encontrarás que suele haber silencios prolongados, por lo tanto no te asustes cuando vuelvas a oír la voz de la grabación. Prueba con las cintas de www.nueva-mente.com.*

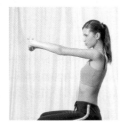 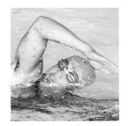

49

Los invasores del espacio

Dedica un tiempo para la meditación a diario.

¿Cuántos libros sobre meditación conoces? Con independencia de que sean veinticinco o cero, ninguno de ellos te pondrá literalmente a meditar. El número de libros que conozcas te puede venir bien si piensas abrir una librería pero lo importante es ponerse manos a la obra.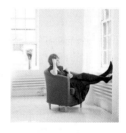

Nos vemos sometidos a cientos de estímulos todos los días y nuestra reacción a ellos puede ser de estrés. Sin embargo, sabemos que un hecho que percibimos como estresante no tiene por qué ser percibido como estresante por alguien en la misma situación. El Dr. Hans Seyle acuñó por primera vez el término estrés en los años cincuenta y se ha convertido en un término que se utiliza para designar muchas de las presiones que experimentamos en nuestras vidas. Algunos estresores (hechos que producen una respuesta de estrés) son inevitables, como la gravedad o la exposición a las sustancias químicas tóxicas, mientras que otros tienen que ver con la percepción, en otras palabras, la manera que tengas de ver la realidad determinará la cantidad y la intensidad del estrés que experimentes. Por lo tanto, necesitamos ver lo que nos pasa de forma diferente, a través de una lente diferente: las de color de rosa son mis preferidas.

Una buena idea...

Como alternativa a tu propio guión, hazte con una cinta de meditación. Nueva-Mente tiene una buena selección. También puedes probar con un centro budista de la zona; normalmente no intentan convertirte, pero es cierto que siempre hay otras opciones para los escépticos.

Liberar la mente de los pensamientos estresantes es una manera poderosa de recuperar el control ante los hechos incontrolables capaces de producirte ansiedad. La meditación ha sido considerada por muchos como una patraña mística oriental. De hecho, la meditación tuvo malas críticas hace muchos años, ya que los escépticos pensaban que con la mente limpia de pensamientos el demonio podía colarse dentro y hacerse el amo. Sin embargo, si alguna vez has intentado vaciar de pensamientos tu mente, te habrás dado cuenta de que es prácticamente imposible, a menos durante un espacio de tiempo mínimamente prolongado. La meditación no tiene que ver con vaciar la mente, sino con observar los pensamientos que están en ella, es como observar las nubes que surcan un cielo de un azul profundo u observar los autobuses que circulan por una calle vacía. Si consigues esa sensación es que estás meditando. La diferencia es que eliges no dejarte llevar por los pensamientos al no concederles ningún tipo de carga emocional. Realmente es liberador conseguir alejarte de tus pensamientos.

Hay muchas maneras de meditar. La más simple es la meditación Zen basada en la respiración, que implica sentarse en calma para observar como el aire entra y sale del cuerpo. También existe la meditación caminando, que consiste simplemente en observarse al caminar, con la mente centrada en lo que se está haciendo físicamente. Contemplar los destellos de la llama de una vela es meditar, al igual que abstraerse completamente en una afición. Incluso hay un tipo de meditación que consiste en concentrarse enteramente en las tareas domésticas, abstrayéndose totalmente en ellas. Para ser sinceros, la mejor manera de meterse en el tema de la meditación es deshacerse de todos esos libros y reemplazarlos por grabaciones en cinta o CD. No hay manera de que puedas leer las instrucciones mientras intentas meditar, te distraerías, lo cual va por completo contra la esencia de la meditación. Entonces, ¿por dónde hay que empezar? Comienza por los de relajación. Puede que no pienses en estos como meditación pero todo aquello que ayuda a concentrar la mente por completo es meditación. Grabar tu propia cinta de meditación también funciona, aunque puedes pensar que esto es un poquito hortera.

Otra idea más...

Ahora que estás trabajando en tu mente, repasa la IDEA 48, *Inspira, espira*.

El *body scanning* o concentración en el cuerpo también es un tipo de meditación adecuada para empezar. La primera vez que lo intentes, utiliza un guión para que la próxima vez solo tengas que escucharla con los cascos. Busca un lugar confortable, túmbate y deja que los ojos se vayan cerrando poco a poco. Procura tomar conciencia de tu respiración. Cuando estés preparado, lleva tu atención al pie izquierdo. Siente que estás respirando dentro de tu pie (suena extraño lo sé). En tu guión di algo así como: «Siento mi pie, mi pie está relajado, mi pie está totalmente relajado». Recorre de ese modo ambas piernas, hasta llegar al cuerpo y a la cabeza. No te dejes nada atrás, incluidas las partes íntimas. Pasa dos o tres minutos al final simplemente tendido sobre la espalda en silencio, después vuelve a tomar conciencia de la habitación. Hazlo poco a poco. No es recomendable que utilices nada como los archivos sonoros de la BBC y un claxon o la sirena del Titanic, dado que esto seguramente estropeará la sensación de relajación y bienestar. En total deberías emplear unos veinte minutos o así y hacerlo una vez al día si quieres que te sirva de algo. En cuanto a los efectos que puede tener la meditación en tu vida está claro que fijarse objetivos va realmente en contra de la filosofía de la meditación, pero entre tú y yo y que no salga de estas cuatro paredes, gracias a ella deberías empezar a ver la vida con esos matices rosas de los que hablábamos antes.

La frase

«La vida es lo que te sucede mientras estás ocupado haciendo otros planes».

JOHN LENNON, intentándonos convencer de vivir el aquí y el ahora.

¿Cuál es tu duda?

P   Empecé bastante bien pero me quedé dormido. ¿Qué puedo hacer para mantenerme despierto durante mi sesión de meditación?

R   *Intenta permanecer sentado en lugar de tumbado. No tienes por qué ponerte con las piernas cruzadas en el suelo (si lo haces asegúrate de que tu espalda está derecha), siéntate en un silla de respaldo recto con los pies apoyados en el suelo y con la espalda lo más derecha posible. Será más difícil que te quedes dormido de esta manera.*

P   Sigo olvidándome de practicar. ¿Cómo puedo acordarme?

R   *No te agobies, practica cuando te acuerdes. Apúntalo en tu diario para hacerlo a una hora determinada y cumple con tu propósito.*

50

Piensa en positivo

Ha llegado el momento de que veas la vida color de rosa...

Es fácil levantarse cada mañana cansado de la vida que llevas, ya que una vez que te has metido en el hábito de pensar de manera negativa puede ser difícil ver las cosas buenas que hacen que merezca la pena vivir.

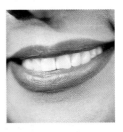

Antes de conseguir empezar a ver la vida de color de rosa, es importante que comprendas que no consiste en engañarte diciéndote que las cosas son mejor de lo que son en realidad. Consiste en aprender a apreciar las cosas buenas que están en tu camino. Sé que puede ocurrir que no sea esto precisamente lo que tienes ganas de hacer en este momento. A lo mejor estás atravesando una mala época. Sin embargo, incluso cuando nuestras vidas están al borde del desastre siempre hay algo por lo que estar agradecido, aunque solo sea el simple hecho de ser lo suficientemente valiente como para haber llegado donde estamos.

Es verdaderamente difícil darle la vuelta a tu vida y darse cuenta de que a veces es únicamente la percepción de las situaciones lo que las transforma en buenas o malas a nuestros ojos. Cambiar esa percepción y cambiar de un modelo que lo oscurece todo, a uno de observación optimista no es, por mucho que nos pese, tan fácil como decirse «anímate». Implica un cambio gradual de actitud y al igual que ocurre con muchos proyectos importantes, se basa en avanzar a pequeños pasos. He aquí una gran técnica para ayudarte a cambiar tu vida, yo la llamo «Mi trío nocturno».

Una buena idea...

Intenta cambiar tu actitud a una positiva durante veinte días. Si reconoces que estás en plan aguafiestas empieza de nuevo. Presta atención a tu lenguaje y observa lo que dices sobre ti mismo y los demás. ¿Cómo respondes cuando alguien te pregunta como estás? ¿Dices, «Fenomenal» o más bien «No estoy mal»? ¿Te dejas llevar por los cotilleos de la oficina y acabas haciendo comentarios poco caritativos sobre Laura que trabaja en recepción o el chico con mal aliento de contabilidad? Recuerda que puede ser que al igual que tú hablas mal de los demás, ellos pueden estar haciendo lo mismo contigo.

Bien, en primer lugar necesitas un cuaderno de notas de pequeño tamaño que te agrade, no uno barato y sin gracia. Date el gusto de que sea uno que realmente parezca importante. Después cada noche, justo antes de apagar la luz, pon por escrito tres cosas buenas que te hayan pasado ese día. Pueden ser cosas pequeñas o grandes. Yo tengo escrito en mi cuaderno una vez que alguien me libró de ser atropellada por un autobús y una vez que encontré un poco de dinero en el suelo. También escribo a quien le estoy agradecido cada día. A veces es mi marido y otras veces mi madre u otro miembro de la familia, o simplemente alguien que me he encontrado por azar en la calle.

Ya sé, todo esta obsesión por demostrar agradecimiento te pone enfermo. ¿Cómo puede ser alguien tan agradecido todos los días? El hecho es que toda esta gratitud es para ayudarte. Es en parte un truco mental. Si empiezas a ver las pequeñas cosas buenas de la vida, de repente te darás cuenta de que en ella no todo es malo, a pesar de lo que te digan en las noticias. Y esta es otra cosa que debes saber, nunca oigas las noticias antes de irte a la cama. Parte de la teoría del «Trío nocturno» es que llenes tu mente con cosas positivas en lugar de cosas negativas y las noticias no tienden precisamente a hacer énfasis en las cosas buenas que ocurren. Igualmente reflexiona sobre lo que elijas como lectura nocturna. Irse a la cama con un libro optimista es mucho mejor que dedicarse a reproducir mentalmente American Psycho toda la noche.

Otra idea más...

Quizá tengas que establecer algunos buenos hábitos para la vida cotidiana. Lee la IDEA 47, *Hábitos que cuidan, hábitos que matan*.

Otro truco para que tus lentes de color rosa funcionen es intentar ver la belleza en todo, incluso en las cosas feas que hay a tu alrededor, incluso si vives en una ciudad o especialmente si ese es tu caso. Busca un parque, asómbrate con los pájaros, disfruta del cielo, ve a pasear al río si lo hay. Contempla la lluvia que cae sobre el cristal. Mira hacia arriba y descubre cómo los arquitectos han añadido con frecuencia rasgos arquitectónicos interesantes en los pretiles de los edificios. No tengo ni idea de por qué motivo, quizás para impresionar a las gaviotas. En las grandes ciudades, es fácil ir a exposiciones donde puedes encontrar belleza en el arte o a los conciertos para disfrutar con la música. Y no tienes por qué gastarte una fortuna, ya que muchas ciudades ofrecen actuaciones gratis, búscalas en los periódicos.

Cuando estés tentado de volver a ver la vida con las lentes oscuras, las que te hacen ver la vida como si fuera algo triste y agónico, pregúntate de qué manera te está ayudando tu actitud. La única persona a la que le influye o afecta tu queja pesimista eres tú.

La frase

«La felicidad humana es el resultado no tanto de los golpes de buena suerte que rara vez ocurren, como de aprovechar las pequeñas oportunidades que suceden todos los días».

BENJAMIN FRANKLIN

¿Cuál es tu duda?

P Todo esto está muy bien, pero yo no estoy hecho para este invento del pensamiento positivo. Si las cosas van mal, ¿cómo puedo pretender lo contrario?

R *No se trata de un mundo perfecto donde es todo es un mar de rosas. Es cuestión de atención. Si algo es malo tenemos dos opciones: cambiarlo o aguantarnos. Si te toca aguantarte, obsesionarte en los aspectos negativos posiblemente te volverá loco. Como decía mi antiguo novio italiano, y es la única frase que sabía decir en inglés, «esto es lo que hay, así que más te vale acostumbrarte».*

P Mi mente es un verdadero bullir de penas y quejas. ¿Seré capaz de pensar de manera más positiva?

R *Recuerda que es cuestión de práctica, práctica, práctica. Y ten cuidado con como te hablas a ti mismo, deja de ponerte verde. Tu mente lleva tiempo yendo de aquí para allá en plan cenizo, ahora es el momento de que le enseñes quien está al mando, aunque has de hacerlo con delicadeza. Cuando te encuentres metido en una espiral de negatividad, intenta devolver tu mente poco a poco a cosas mejores. Las afirmaciones pueden servir. Las afirmaciones son frases positivas diseñadas para centrar tu mente. Puedes encontrar un buen ejemplo de ellas en www.silviafreire.com.*

51

Dulces sueños

Son las dos de la mañana y ya estás aburrido de contar ovejitas. ¡Vas por la número dos millones quinientos dos mil!

Comprender el proceso del sueño supone ganar la mitad de la batalla en términos de insomnio. En realidad hacer algo al respecto no es necesariamente la respuesta. ¡Recuerda que ante todo somos seres humanos, no robots programados para la perfección!

Dormir debería ser la cosa más fácil del mundo y su secuencia ideal podría consistir en algo así como: meterse en la cama, cerrar los ojos y antes de que te des cuenta el despertador está sonando y tu pareja te trae una taza de café humeante.

Cuando el músculo del sueño falla, es una auténtica tortura. No importa la de veces que te des la vuelta, que te vuelvas a colocar, que leas y resoples, nada de esto te transportará a la tierra de los sueños. Tuve una semana de este tipo en 1991 y te juro que haría todo lo posible para que no se repitiera.

La primera regla es no preocuparse de nada cuando estás en la cama. ¿Estará el banco abierto a las dos y media de la noche? No. ¿Puedes llamar a tu cliente y decirle que puede que llegues tarde a la reunión de mañana? Posiblemente, pero no quedaría muy bien. Aparentemente tenemos del orden de sesenta mil pensamientos al día, de los cuales un ochenta por ciento se repiten. De manera que no solo nos estamos preocupando todo el tiempo sino que nos preocupamos por lo mismo en repetidas ocasiones.

Una buena idea...

Si consigues dormir bien pero te sientes aún cansado al levantarte, quizá estés durmiendo las horas necesarias pero no con la suficiente calidad. Investiga un poco. ¿Tu colchón está lleno de bultos? Invierte en una cama realmente buena y cámbiala al menos cada cinco años. ¿Tu habitación está demasiado caliente? Si es seguro, duerme con la ventana abierta. ¿Hay ruidos y luces que te molestan? Prueba con los anteojos y los tapones para los oídos.

Estos pensamientos repetitivos provocan reacciones de estrés. Puedes pensar que solo te estás preocupando por el director del banco, pero tu cuerpo cree que un tigre de afilados colmillos está a punto de comerte vivo, y por lo tanto segrega adrenalina, aumenta el ritmo cardiaco y promueve la segregación de glucosa. Con el corazón a punto de estallar, es difícil que seas capaz de quedarte dormido, de hecho, si tuvieras una lanza y un taparrabos te irías a cazar mamuts ahora mismo. Llegar a la raíz de lo que debe de estar molestándote no es una opción para resolver de madrugada. Sin embargo, las grabaciones de relajación son fantásticas para desconectar la mente y una empresa llamada Nueva-Mente (www.nueva-mente.com) las tiene a tu disposición.

El cuerpo también segrega adrenalina por una razón diferente: las intolerancias alimentarias. Si tienes una intolerancia no diagnosticada a, por ejemplo, los productos del trigo, cada vez que comas algo con trigo, la adrenalina se disparará. La mejor manera de identificar estas intolerancias es consultar con un alergólogo.

Otra idea más...

Consulta la IDEA 49, *Los invasores del espacio*, para una descripción detallada del body scanning o meditación centrada en el cuerpo. Hay más sobre el azúcar en sangre en la IDEA 3, *Energía vital*, y lee también la IDEA 48, *Inspira, espira*, para descubrir una perspectiva oriental sobre cómo calmar la mente.

El cortisol, otra hormona del estrés, aumenta la producción de glucosa en el cuerpo, lo que a su vez supone un aumento de los niveles de azúcar en sangre que es lo que te va a mantener despierto y alerta dado que precisamente el cerebro es el órgano que más glucosa utiliza. Si los niveles de glucosa descienden, se sabe que la adrenalina y el cortisol estimulan la segregación de la que está almacenada. ¿Y adivinas qué más hacen estas dos hormonas? Estimulan tu corazón. Por eso en el estado de vigilia puedes tener taquicardias y tras conciliar el sueño es probable que te levantes muy cansado.

La frase

«Dormir y con suerte soñar».

> WILLIAM SHAKESPEARE, este sí que debió quemarse las cejas de noche.

Prueba con esta receta para dormir. Vete a la cama aproximadamente a la misma hora todos los días de manera que tu cuerpo reciba el mensaje de que esa es la rutina. Justo antes de acostarte date un baño caliente o tómate una bebida reconfortante (nada de una copa o no podrás dormir). Me gusta la manzanilla y también los tes relajantes, como Infu-Relax de Hormimans. Come alguna cosita antes de meterte en la cama para evitar el descenso en los niveles de azúcar en sangre durante la noche. Elige algo que contenga un poquito de proteína para que puedas ralentizar la segregación de azúcar en la sangre, algo así como requesón con galletas de avena y unos trozos de manzana. No vayas al gimnasio por la noche ya que hará que tu corazón trabaje más deprisa. Y ten cuidado con la cantidad de cafeína que tomas, ya que puede reducir los niveles de la hormona del sueño (melatonina) y permanecer en tu cuerpo durante al menos quince horas. Planifica tu trabajo de manera que hagas la parte fuerte del mismo por la mañana cuando estás al máximo de tu rendimiento. Irse a la cama completamente agotado, no es lo mejor para poder dormir. Una vez en la cama haz un body scanning, relajando uno por uno cada músculo de tu cuerpo y respirando profundamente con tu abdomen. Asegúrate de que la habitación está lo suficientemente oscura, pero también intenta recibir luz suficiente a lo largo del día ya que es fundamental para un buen funcionamiento de la hormona del sueño. Quizá no te venga mal una lámpara de infrarrojos para elevar tu cuota de exposición a la luz (www.bosch-ed.com). Por último, conseguir una hora de sueño antes de las doce de la noche equivale a dos horas después de medianoche.

Esto no es ninguna tontería dado que nuestros cuerpos trabajan en un ciclo llamado el circadiano, donde a cada hora en particular nuestros cuerpos son regenerados y reparados. Nuestros órganos por supuesto funcionan bien a otras horas también, pero necesitamos dormir para reponernos. El hígado, la vesícula y los pulmones están en su momento óptimo mientras duermen. ¡Dulces sueños!

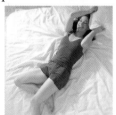

La frase

«Y ahora a la cama».

SAMUEL PEPYS, que debió dormir como un lirón con todo lo que hizo en su vida.

P   Probé con el body scanning y no podía concentrarme.

R   *No te preocupes. Nadie se puede concentrar de golpe. Persiste, pero si ves que no lo consigues y te sientes frustrado, levántate y ve a escuchar algo de música relajante. Llévate el edredón y una botella de agua caliente si piensas que puedes tener frío. No te preocupes por no poder dormir. Ya pasará.*

P   Verdaderamente echo de menos mi entrenamiento nocturno.

R   *Prueba a hacer yoga, pilates o algún arte marcial suave. Esto te relajará en lugar de ponerte más nervioso. Todos necesitamos un equilibrio de energía agresiva (masculina) como la rutina que haces en el gimnasio y de energía blanda (femenina) como la de los estiramientos. Usar una cinta o CD para hacerlo en casa es posible, pero las clases te animan a mantener el hábito y a ser disciplinado.*

P   No consigo quedarme dormido y después me cuesta mucho levantarme por las mañanas.

R   *Parece que tu ciclo de adrenalina no funciona como debería, lo que quiere decir que tienes puesto el pie a fondo en el acelerador de la vida, y esto no te deja con suficiente combustible (adrenalina) para levantarte al día siguiente. Piensa en cambiar tu estilo de vida y, como un último punto, si te sientes deprimido pide hora para ver a tu médico de cabecera.*

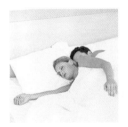 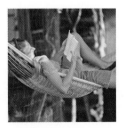

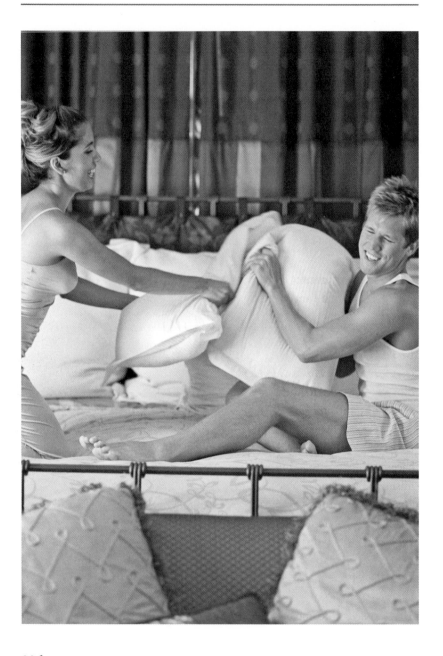

52

El descanso del guerrero

¡Has tenido suficiente! Tu vida, el trabajo y el universo en general se han vuelto agobiantes para ti. Te dices a ti mismo «que se pare el mundo que me quiero bajar».

Un retiro puede ser una forma maravillosa de relajarse y desconectar. No hay presiones y te puedes concentrar en descansar. Recargar las pilas y relajarte son fundamentales para gozar de una buena salud.

La salud se basa en el equilibrio. Por supuesto que está la parte que te toca hacer (ejercicio, comer bien, etc.), pero la otra cara de la moneda es ser. Del mismo modo que dedicas el día a la actividad y la noche al descanso, necesitamos regenerarnos para obtener el equilibrio adecuado para disfrutar de una mente y de un cuerpo saludables.

En un centro de retiros tu bienestar ocupa el lugar principal en lugar de figurar como una idea más dentro de un horario atiborrado de cosas. Dado que eres la persona más importante del mundo para ti y que tu importancia para los demás disminuye considerablemente si no estás bien contigo mismo, no veas esto como algo puramente egoísta sino como un beneficio para familiares y amigos. Yo en particular, si tuviera varios meses de vacaciones por delante, no me importaría probar los siguientes lugares:

www.glutenfreeholiday.com

Este es un sitio web muy completo, con información sobre paquetes de vacaciones sin gluten en Europa y vacaciones alternativas en el resto del mundo. También hay un montón de información sobre el resto del mundo y enlaces ordenados de la A a la Z por países. Incluso hay una lista de compañías aéreas que ofrecen comidas sin gluten.

Una buena idea...

No tienes por qué irte a Tailandia para conseguir tu retiro ideal. Mira si puedes disfrutar de un spa o balneario en tu zona durante un día (consulta www.balnearios.org o www.guiasbalnearios.com). Incluso disfrutar simplemente de un masaje o de una limpieza de cutis te puede dar la misma sensación del spa. También puedes aprender masajes en casa. Consulta la oferta de aceites para masajes de www.tisserandspain.com.

www.resortstowellness.com

Un sitio web completo que es algo más que una guía. Lista spas por ubicación (Asia, Canadá, Europa, Latinoamérica y EE.UU.) y por tipo (ej. según el estilo de vida o para escapar de la ciudad). El centro de atención es el individuo y tienen una sección muy completa sobre la salud del ejecutivo.

www.ayurveda.org

Si lo que te va es el lujo de cinco estrellas, este no es el centro para ti. Situado en medio del campo en la India en un lugar llamado Coonoor, este retiro ofrece programas de desintoxicación, antienvejecimiento y estrés entre otros. Utilizan métodos tradicionales de la medicina ayurveda combinados con yoga y meditación e incluso ofrecen un programa de Renovación Total para las personas de treinta a setenta y cinco años. También forman a personas interesadas en convertirse en profesores de yoga.

www.hippocratesinst.org

En medio de la exuberante vegetación y el sol de Florida, este centro ofrece una gama impresionante de programas, incluido uno de Cambio Vital (LifeChange), que se centra en educación sobre nutrición y elecciones vitales y en el mantenimiento del bienestar. También utilizan Nutripuntura, un método de acupuntura sin agujas que armoniza el flujo de energía del cuerpo. Hay distintas opciones de alojamiento y de piscinas (de agua salada, la fría y la recreativa).

Otra idea más...

La IDEA 34, *El balneario en casa*, te dará algunas ideas si el tiempo y el dinero son temas que debes tener en cuenta.

www.aspatolife.com

Una guía de spas en toda Europa y Barbados. Hay una extensa lista de tratamientos, muchos basados en el agua y todos ellos con énfasis en reestablecer el equilibrio corporal y en promover la conciencia del propio cuerpo.

www.templespa.ie

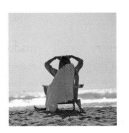

Una casa rural irlandesa donde antes había un antiguo monasterio, su enfoque es la relajación y el bienestar, con una buena oferta de masajes, terapia con piedra caliente y reflexología. Existe la posibilidad de disfrutar de estancias de un fin de semana y una amplia gama de paquetes turísticos, incluido uno diseñado para las futuras madres.

www.sanoviv.com

Un instituto médico que trata las enfermedades crónicas como el lupus, la enfermedad de Parkinson, el cáncer y la esclerosis múltiple. También satisface la demanda de los que están interesados en la desintoxicación y en los programas de limpieza. Sanoviv ofrece asesoramiento completo en salud y ofrece programas a la medida de cada paciente. Utilizan pruebas de diagnóstico, terapias botánicas y una amplia gama de protocolos y tratamientos médicos.

La frase

«La salud es riqueza».

Proverbio budista.

EN ESPAÑA:

www.escueladeayurveda.com

La Escuela Internacional de la Cultura Ayurvédica de Barcelona ofrece distintos cursos y retiros relacionados con la ayurveda para las personas que deseen relajarse, disfrutar y vivir una experiencia única en un ambiente ayurvédico de un fin de semana. Fundamentalmente se organizan retiros de yoga, meditación, Pranayama (respiración), alimentación satwica (vegetariana) y Karma Yoga.

www.vacacionesengredos.com

Planteadas como vacaciones inteligentes en plena Sierra de Gredos, el Centro de Ocio Inteligente propone una alternativa que aúna el fomento de las relaciones interpersonales de calidad con el contacto con la naturaleza y el desarrollo personal a través de actividades lúdicas y cursos de formación. Lo único que no queda claro es dónde dormiremos, pero la galería de imágenes sugiere días de convivencia inolvidables.

www.centrenamaste.com

El Centro Namaste de Terapias Alternativas organiza estancias de una semana como mínimo de duración durante las cuales la oferta de cursos y de caprichos para los deseosos de experimentar es infinita: comida ovo-lacto-vegetariana, veladas conscientes, talleres de meditación, de masajes o artísticos, además de todo tipo de cursos sobre técnicas orientales de relajación.

www.el-bosque.org

Quizá el más ambicioso de los centros españoles dedicados al bienestar y el desarrollo personal, al menos así es como se anuncia. El Bosque cuenta con unas excelentes instalaciones: un auditorio para actividades artísticas, amplias salas para conferencias y seminarios, gabinetes para diversas terapias naturales, un hotel, un balneario, una biblioteca, un restaurante y cafetería vegetarianos, una tienda y un huerto biológico. Todo ello rodeado por jardines, enormes árboles y un entorno natural privilegiado, la Sierra de Guadarrama. No te pierdas su página web, merece la pena.

www.caldaria.es

La balneoterapia es sin lugar a dudas un clásico de los cuidados que permiten al ser humano sentirse mejor. La cadena de hoteles y balnearios Caldaria ofrece un trío invencible de establecimientos situados en la provincia de Orense. Creo que no me importaría disfrutar de unos días en una de estas villas termales. Mira su sección «Tarifas» para hacerte una idea de la relación de precios y servicios.

www.entreaguass.com

¿Qué te parecería poder disfrutar de un balneario urbano al ladito de Madrid? Pues sí, está opción está al alcance de tu mano en el balneario urbano

Entreaguass. Este nuevo concepto de spa para el urbanita ofrece servicios de hidroterapia, masaje, fisioterapia y estética. No te pierdas sus circuitos y promociones especiales.

www.dormirenbalnearios.com

Si te apetece combinar el turismo de salud con el conocimiento de los rincones más bellos de España, este es un buen sitio para informarse de la oferta nacional. Su diccionario termal te pondrá al día de lo que puedes esperar de un centro de salud de estas características.

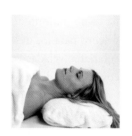

inicia.es/de/es_Tibet/direcciones.html

En caso de que te vaya el rollo tibetano y quieras saber cuál es el centro más cercano que ofrece cursos y retiros de corte budista, no te pierdas esta página que lista centros tibetanos en la península y allende los mares.

www.budismotibetano.net/tushita/presen.htm

Y puestos a ir de lamas por la vida, ¿por qué no intentarlo en el centro Tushita de Girona? Es lo mejor que conozco para practicar el Drama.

¿Cuál es tu duda?

P   ¿De dónde saco el tiempo para irme de retiro?

R   *¿Por qué no te planteas el tiempo de un retiro como una prioridad en lugar de una pérdida de tiempo? Considéralo como si fueran unas vacaciones y apúntalo en tu agenda. Descubrirás que aunque los retiros parezcan muy caros en realidad salen muy baratos porque está todo incluido.*

P   ¿Cómo puedo saber el tipo de retiro que debo elegir?

R   *Utiliza tu instinto, pero ten cuidado. Si eres un esclavo del estrés te tentará ir a un lugar que ofrezca muchas actividades. No está mal, pero quizá te guste el sitio* *porque no vas a parar de hacer cosas. Reflexiona sobre tus necesidades. ¿Estás estresado, enfermo o simplemente necesitas unos mimos? También es recomendable ir a algún sitio sobre el que tengas buenas referencias de primera mano, así sabrás lo que puedes esperar; si no es así, ve con una mente abierta y disfruta de la experiencia.*

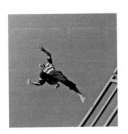
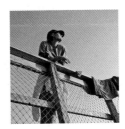
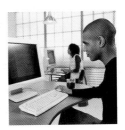

Recursos brillantes

El entrenador personal en casa

www.entrenadorespersonales.com

www.estarenforma.com

El gimnasio en casa

www.kitres.com

www.lausinyvicente.com

www.fitnessonline.com

Empresas de limpieza

www.empresas-de-limpieza.com

www.eboreal.com

Empresas de jardinería

www.yedrasl.com

www.vicmargarden.com

espanol.agriscape.com/jardineria

www.viverosventura.com

¡Organízate ya!

www.carluis.com: software de creación propia distribuido en forma de shareware.

www.planningpme.com/es: una herramienta para gestionar los recursos humanos y materiales de la empresa.

www.administratuhogar.com: ideas para hacer más fáciles las tareas domésticas.

El recadero

www.entukasa.com: una empresa con ganas de ponerte las cosas fáciles.

rosalozano.com: si necesitas alguien en casa con garantía de calidad.

www.urgenzia.com: buscador de servicios de carácter urgente.

Que cocine otro

www.alacartamadrid.com: toda la comida de los restaurantes de Madrid en casa.

nuvisystem.com/catering.htm: portal de catering en español.

www.cocineros.info: información de cocineros para cocineros, por si te animas.

Servicios de lavandería

www.tintorerias.com

Compra tu comida online

www.elcorteingles.com

www.compraonline.grupoeroski.com

www.alimentacion.carrefour.es

Tu experto en nutrición

www.senba.es: el portal de la Sociedad Española de Nutrición Básica y Aplicada.

El final

¿O a lo mejor es el principio?

Esperamos que las ideas de este libro te hayan servido de inspiración para probar cosas nuevas. Ahora deberías estar en el camino de conseguir un yo más saludable, en forma, más satisfecho y equilibrado, lleno de buenas intenciones. Te sientes fenomenal, estás motivado y no te importa lo que piensen los demás.

Así que, ¿qué te parece si nos lo cuentas? Dinos cómo te ha ido. ¿Qué te sirvió, qué te ayudó a vencer el demonio que te impedía cambiar? Quizá tengas algunas recomendaciones de tu propia cosecha que deseas compartir (ve a la página siguiente si es así). Y si te ha gustado este libro puede ser que encuentres que tenemos más ideas inteligentes que pueden transformar otras áreas de tu vida a mejor.

Encontrarás al equipo de Ideas brillantes esperándote en www.52ideasbrillantes.com. O si lo prefieres, envía un correo electrónico a 52ideasbrillantes@nowtilus.com.

Buena suerte. Y usa la cabeza.